Experimentelle Medizin, Pathologie und Klinik

Band 27

Herausgegeben von

R. Hegglin · F. Leuthardt · R. Schoen · H. Schwiegk
A. Studer · H. U. Zollinger

Hans Thoenen

Bildung und funktionelle Bedeutung adrenerger Ersatztransmitter

Mit einem Geleitwort von Professor Dr. A. Studer, Basel

Mit 31 Abbildungen

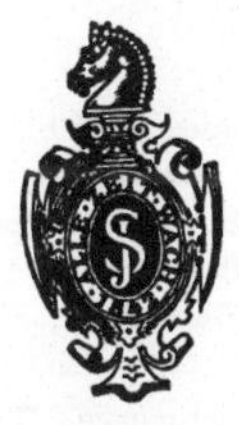

Springer-Verlag Berlin · Heidelberg · New York 1969

Dr. med. Hans Thoenen

Abteilung für Experimentelle Medizin, F. Hoffmann-La Roche & Co. AG. Basel

z. Z. Laboratory of Clinical Sciences, Bldg. 10, National Institutes of Health,
Bethesda, Maryland 20014/USA

ISBN-13: 978-3-642-85762-1   e-ISBN-13: 978-3-642-85761-4

DOI: 10.1007/978-3-642-85761-4

Die Wiedergabe von Gebrauchsnamen, Handelsnamen, Warenbezeichnungen usw. in diesem Werk berechtigt auch ohne besondere Kennzeichnung nicht zu der Annahme, daß solche Namen im Sinne der Warenzeichen- und Markenschutz-Gesetzgebung als frei zu betrachten wären und daher von jedermann benutzt werden dürften.

Titel-Nr. 6550

Geleitwort

Es ist ein Charakteristikum der modernen Forschung, daß sie besonders dort, wo sie im Rampenlicht des Interesses steht, ein früher ungeahntes Ausmaß an Spezialisierung erheischt. Diese Aufsplitterung, in ganz besonderer Weise der Materie „Medizin", könnte dazu angetan sein, eine Turm-zu-Babel-Situation heraufzubeschwören, in welcher der eine die Sprache des anderen nicht mehr versteht.

Einer solchen wissenschaftlichen Katastrophe kann wohl am besten dadurch entgegengewirkt werden, daß es Fachwissenschaftler aus allen Sparten auf sich nehmen, von Zeit zu Zeit Übersicht über ihr Arbeitsfeld zu geben, und zwar in einer Sprache, die auch dem andersartig oder weniger hochgradig spezialisierten „Nachbarwissenschaftler" verständlich ist.

Ich bin davon überzeugt, daß es HANS THOENEN gelungen ist, dieses Ziel zu erreichen. Ich weiß aber auch, daß es sein Anliegen ist, ein weiteres Charakteristikum der heutigen Forschung hervorzuheben, die Team-Bildung als notwendige Folge extremer Spezialisierung. So verdankt das von THOENEN in der vorliegenden Schrift niedergelegte Erfahrungsgut seine Entstehung einer engen Mitarbeit, insbesondere von W. HAEFELY, J. P. TRANZER und A. HÜRLIMANN.

THOENENS Darstellung der adrenergen Ersatztransmitter, ihrer Bildung und ihrer funktionellen Bedeutung erübrigt eine zusammenfassende Darstellung an dieser Stelle. Adrenerge Ersatztransmitter sind erkenntnistheoretisch für die Grundlagenforschung sowie für die Therapie der Hypertonie, möglicherweise auch depressiver und anderer psychischer Störungen von Bedeutung.

Basel, im Frühjahr 1969 ALFRED STUDER

Inhaltsverzeichnis

I. Einleitung

Die Ähnlichkeit der Wirkung von injiziertem Adrenalin mit derjenigen der elektrischen Sympathicusstimulation führte ELLIOTT [92] zur Vermutung, daß Adrenalin als neuro-humorale Überträgersubstanz wirken könnte. Später gelang LOEWI [215, 216, 217] der experimentelle Nachweis, daß die Reizübertragung von postganglionären autonomen Nerven auf die Erfolgsorgane chemischer Natur ist, und in der Folge wurde als parasympathischer Überträgerstoff Acetylcholin [62, 76, 107, 217], als sympathischer Überträgerstoff der Säuger Noradrenalin [93, 94, 118, 225, 226, 257, 258], der Amphibien Adrenalin [29, 101, 141] identifiziert.

Die letzten Jahre brachten große Fortschritte in den Kenntnissen über die physiologischen Vorgänge bei der postganglionären adrenergen * Transmission. Gleichzeitig wurden Pharmaka entwickelt, die in die verschiedenen Stufen der Synthese [43, 44, 132, 133, 134, 185, 186, 218, 252, 311, 358] und des enzymatischen Abbaus [10, 19, 51, 265, 269, 376] von Noradrenalin eingreifen, mit dessen Speicherung [16, 54, 169, 268, 304] oder Freisetzung durch Nervenimpulse [36, 159, 175, 227, 340] interferieren, dessen Einwirkung auf die Receptoren der Erfolgsorgane [2, 18, 24, 254, 281, 359] oder dessen Wiederaufnahme in die Nervenendigungen [160, 175, 177, 178, 245, 337, 338, 339] hemmen.

Da sowohl die Enzymsysteme der Noradrenalin-Synthese als auch die Speicher- und Transportmechanismen der sympathischen Nervenendigungen keine strenge chemische Spezifität aufweisen [109, 132, 153, 179, 219], bot sich eine weitere Möglichkeit zur Beeinflussung der neuro-humoralen Übertragung dadurch, daß der physiologische Überträgerstoff Noradrenalin durch sogenannte falsche Transmitter oder Ersatztransmitter substituiert wird. Diese Art der pharmakologischen Beeinflussung ist deswegen von ganz besonderem Interesse, weil sowohl quantitative als auch qualitative Änderungen der Funktion des sympathischen Nervensystems herbeigeführt werden können. Während durch Beeinflussung der Synthese, der Speicherung, der Freisetzung, der Inaktivierung oder der Wirkung auf die Erfolgsorgane nur eine generelle Abschwächung oder Verstärkung des physiologischen Effektes zustande kommt, besteht beim Ersatz von Noradrenalin durch Ersatztrans-

---

* Die bis jetzt beibehaltene Bezeichnung „adrenerg" stammt aus der Zeit, in der Adrenalin auch bei den Säugern als postganglionäre sympathische Überträgersubstanz angesehen wurde [2, 119, 216, 325].

mitter die Möglichkeit zum Auftreten neuartiger Wirkungsmuster je nach Art der als Transmitter wirkenden Substanzen und der betroffenen Receptoren.

Eine potentielle, praktische Anwendung des Wirkungsprinzips adrenerger Ersatztransmitter kommt überall dort in Frage, wo der therapeutische Effekt durch Beeinflussung adrenerger Mechanismen zustande kommen kann, wie z. B. bei der Behandlung der Hypertonie [*138, 273*] oder der Behandlung bestimmter psychischer Störungen [*174, 266, 293, 294*].

Im folgenden sollen die Möglichkeiten zur Bildung falscher Transmitter und die funktionellen Auswirkungen dieses Ersatzes von Noradrenalin an Hand eigener Untersuchungen und solcher der Literatur besprochen werden.

Eine kurze Übersicht über den derzeitigen Stand der Kenntnisse über die Physiologie der postganglionären sympathischen Übertragung und eine Zusammenfassung der wichtigsten bei den eigenen Untersuchungen verwendeten Methoden werden vorausgeschickt.

II. Physiologische Grundlagen der postganglionären sympathischen Übertragung

1. Definition eines neuro-humoralen Überträgerstoffes oder Transmitters

Die heute im allgemeinen geforderten Kriterien [*90, 230*], damit eine Substanz als Transmitter oder neuro-humoraler Überträgerstoff angesprochen wird, können folgendermaßen zusammengefaßt werden:

a) Die Substanz muß in den Neuronen, vor allem in den neuralen Fortsätzen, enthalten sein, deren Aktivität auf ein anderes Neuron oder anderweitiges Erfolgsorgan übertragen wird.

b) Das Neuron muß die für die Synthese des Transmitters notwendigen Enzymsysteme enthalten, zumindest die für die letzten Synthesestufen.

c) Der Transmitter wird im Neuron in einer physiologisch inaktiven Form gespeichert.

d) Bei Ankunft eines Impulses wird die Überträgersubstanz aus der Nervenendigung freigesetzt und diffundiert zum Erfolgsorgan.

e) Die neuro-humorale Überträgersubstanz reagiert mit spezifischen Receptoren des Erfolgsorganes.

f) Die Applikation des Transmitters in die unmittelbare Umgebung der Receptoren muß die Wirkung der Nervenstimulation imitieren.

g) Für den Transmitter muß ein Inaktivierungssystem bestehen, damit die Wirkung in ihrer Dauer beschränkt und eine rasche funktionelle Anpassung möglich ist.

Diese im wesentlichen von ECCLES [*90*] und McLENNAN [*230*] stammenden Kriterien wurden vor allem im Hinblick auf die cholinergische neuro-humorale Übertragung aufgestellt. Es wird sich aber im folgenden zeigen, daß einzelne Kriterien nicht unbedingt generell anwendbar sind, insbesondere was die zur Synthese der Transmitter notwendigen Enzymsysteme betrifft.

2. Lokalisation von Noradrenalin in den postganglionären sympathischen Nerven

Die Annahme, daß das in den peripheren Geweben nachweisbare Noradrenalin praktisch vollständig in den sympathischen Nerven lokalisiert ist, beruhte bis vor kurzem auf indirekten Anhaltspunkten. Werden nämlich postganglionäre sympathische Nerven durchtrennt, so sinkt der Noradrenalingehalt nach ihrer Degeneration auf sehr niedrige Werte ab oder ist überhaupt nicht mehr bestimmbar [98, 136, 158, 161]. Auch die hochgradige Verminderung des Noradrenalingehaltes durch Immunosympathektomie [204, 205] und durch die selektive Zerstörung der sympathischen Nervenendigungen mit 6-Hydroxydopamin [343, 346] sprechen für eine Lokalisation des Noradrenalins in den sympathischen Nerven. Einen direkten Beweis lieferte die von FALCK u. Mitarb. [100, 102] entwickelte fluorescenzmikroskopische Nachweismethode für Noradrenalin. Mit ihrer Hilfe ließ sich zeigen, daß die spezifische Fluorescenz ausschließlich im Bereich der

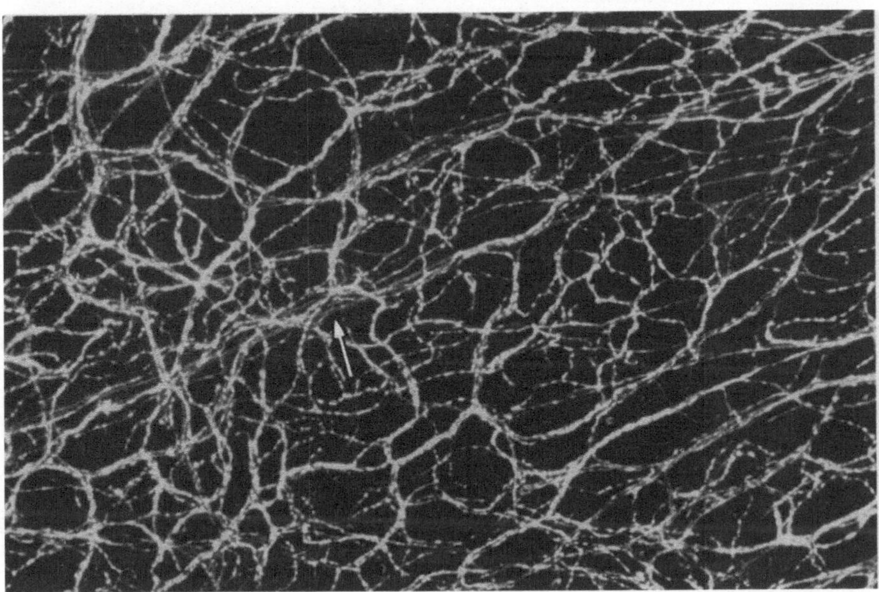

Abb. 1. Fluorescenzmikroskopische Aufnahme einer Ratteniris. Die adrenergen Nerven sind als stark fluorescierendes Geflecht sichtbar. Markierung eines schwächer fluorescierenden, nicht terminalen Axons mit Pfeil. (Aufnahme T. MALMFORS)

1*

autonomen Nerven lokalisiert ist (Abb. 1). Obgleich die fluorescenzmikroskopische Methode keine genauen quantitativen Aussagen erlaubt, so erlaubt sie doch zusammen mit biochemischen Untersuchungen interessante Rückschlüsse auf die Noradrenalinverteilung in den sympathischen Neuronen. NORBERG u. HAMBERGER [255] kamen auf Grund derartiger Untersuchungen zum Schluß, daß die Noradrenalinkonzentration in den sympathischen Nervenendigungen 100—1000mal höher ist als im Zellkörper.

Nachdem mittels chirurgischer und chemischer Sympathektomie indirekt und mit Hilfe der Fluorescenzmikroskopie direkt nachgewiesen worden war, daß es die sympathischen Nerven und vor allem deren Endigungen sind, die Noradrenalin in hoher Konzentration enthalten, stellte sich die Frage, an welchem Ort innerhalb der sympathischen Nerven das Noradrenalin lokalisiert ist. Hier brachten die Elektronenmikroskopie und die Zellfraktionierung durch Gradientenzentrifugation weitere Fortschritte. Sowohl die adrenergischen als auch die cholinergischen Nervenendigungen enthalten Vesikel von 400—600 Å Durchmesser [*49, 81, 203, 284, 286, 342, 344*]. Während die Vesikel der cholinergischen Nervenendigungen elektronenoptisch durchwegs „leer" erscheinen (d. h., ihr Inhalt ist mit den z. Z. zugänglichen Fixierungs- und Kontrastierungsmethoden nicht darstellbar), enthalten die Vesikel der adrenergen Nervenendigungen elektronenoptisch dichtes Material [*342, 344*]. Die Zahl und der Grad der Füllung dieser „dense

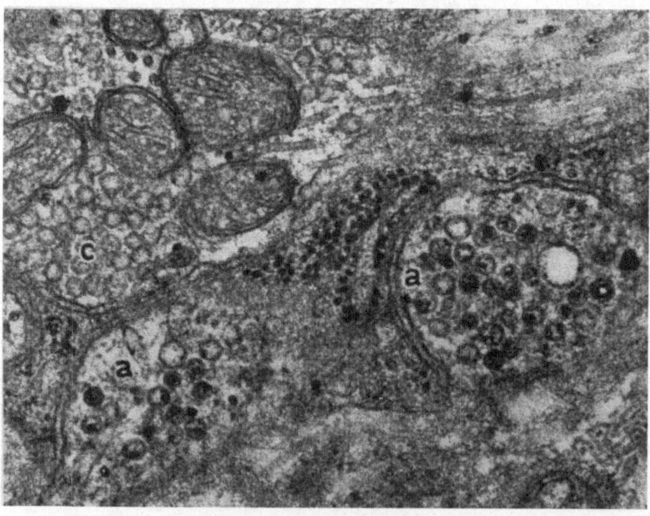

Abb. 2. Elektronenmikroskopische Aufnahme einer Katzeniris, die während 20 min in 20 µg/ml Noradrenalin inkubiert worden war. Während die Vesikel der adrenergen (a) Nervenendigungen fast ausnahmslos mit osmiophilem Material angefüllt sind, bleiben die Vesikel dicht danebenliegender cholinerger (c) Nervenendigungen leer. (Aufnahme J. P. TRANZER)

core vesicles" hängen sehr stark von der Art der Fixation ab [*342, 344*]. In eigenen Versuchen [*344*] konnte kürzlich gezeigt werden, daß es bei geeigneter Fixation und nach Inkubation in Noradrenalin möglich ist, praktisch alle Vesikel der adrenergen Nervenendigungen mit osmiophilem Material zu füllen, während die Vesikel direkt danebenliegender cholinergischer Nervenendigungen leer bleiben (Abb. 2). Daß die Osmiophilität durch Noradrenalin bedingt ist, geht daraus hervor, daß die Vesikel nach Ersatz von Noradrenalin durch Metaraminol leer erscheinen und daß die osmiophile Reaktion durch Inkubation der Gewebsstücke in Noradrenalin wiederhergestellt werden kann [*30*].

Diese elektronenmikroskopischen Befunde stehen in Übereinstimmung mit Resultaten präparativer Zellfraktionierung, die zeigen, daß der größte Teil des Noradrenalins in der mikrosomalen Zellfraktion lokalisiert ist, die die „dense core vesicles" enthält [*95, 237, 278, 279, 317*]. Wie groß die Relation zwischen dem in den Vesikeln gebundenen und dem im Axoplasma befindlichen „freien" Noradrenalin ist, kann heute noch nicht mit Sicherheit entschieden werden, doch führte die Verbesserung der präparativen Auftrennung dazu, daß ein immer höherer Prozentsatz von Noradrenalin in der die „dense core vesicles" enthaltenden mikrosomalen Fraktion gefunden wurde [*142, 143, 237, 278, 326*].

3. Synthese

Durch BLASCHKO [*25*] wurde 1939 erstmals die Hypothese aufgestellt, daß Noradrenalin und Adrenalin durch eine Reihe enzymatischer Syntheseschritte aus Tyrosin gebildet werden.

Die ersten Anhaltspunkte für die Richtigkeit dieser Hypothese wurden durch Untersuchungen am Nebennierenmark gewonnen [*80, 189, 190, 356*].

Durch die Verwendung markierter Verbindungen hoher spezifischer Aktivität und durch neue chromatographische Trennmethoden wurde in den letzten Jahren auch der technisch viel anspruchsvollere Nachweis der verschiedenen Synthesestufen von Noradrenalin in den sympathischen Nerven möglich [*135, 137, 242, 315*]. Die für die Synthese notwendigen Enzyme wurden gereinigt und ihre kinetischen Eigenschaften charakterisiert [*12, 108, 167, 186, 206, 252, 312, 354, 355, 358, 368*]. Über die subcelluläre Verteilung der Tyrosinhydroxylase, die sowohl Phenylalanin zu Tyrosin als auch Tyrosin zu Dopa hydroxyliert [*354*], besteht noch keine vollständige Klarheit [*229, 318, 319, 354*]. Dagegen darf als gesichert angesehen werden, daß die Dopamin-β-Hydroxylase partikulär gebunden und höchstwahrscheinlich in den elektronenmikroskopisch sichtbaren Speichergranula lokalisiert ist [*189, 280, 319, 320*]. Bei der Dopa-Decarboxylase spricht die Mehrzahl der Befunde gegen eine partikuläre Lokalisation [*312, 319, 320*].

Sowohl die Dopa-Decarboxylase als auch die Dopamin-β-Hydroxylase zeigen eine relativ geringe chemische Substratspezifität. So scheint es, daß ein und dasselbe Enzym für die Decarboxylierung von L-Dopa, L-5-Hydroxytryptophan und anderen L-Aminosäuren, wie Ortho-, Meta- und Paratyrosin, verantwortlich ist [*153, 219*]. Auch von der Dopamin-β-Hydroxylase wird neben Dopamin eine Reihe weiterer Phenyläthylamine in β-Stellung der Seitenkette hydroxyliert [*109, 132, 242, 333, 335*]. Diese relativ geringe Substratspezifität ist für die Bildung falscher Transmitter von wesentlicher Bedeutung.

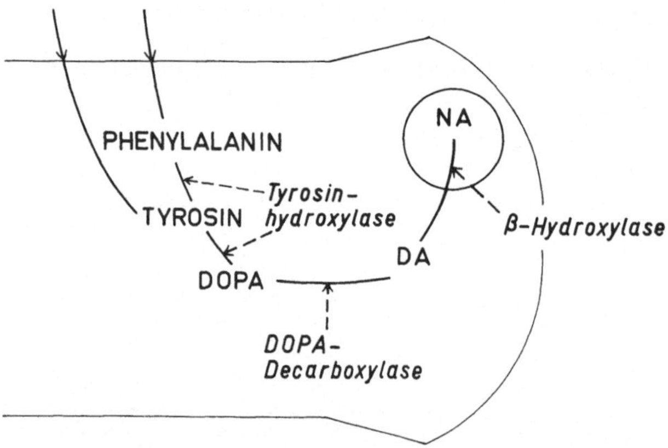

Abb. 3. Schematische Darstellung der Noradrenalin-Synthese in der sympathischen Nervenendigung

In Abb. 3 sind die verschiedenen Synthesestufen schematisch dargestellt. Neben dem Hauptweg der Synthese kann Noradrenalin auch noch auf verschiedenen anderen metabolischen Nebenwegen synthetisiert werden, wie aus Abb. 4 hervorgeht. Obgleich die in Abb. 4 dargestellten Synthesewege nicht nur theoretisch möglich, sondern auch experimentell belegt sind, ist ihre physiologische Bedeutung sehr fraglich. So werden z. B. nur 0,02—1,5⁰/o verabreichten Tyramins in Noradrenalin umgewandelt [68].

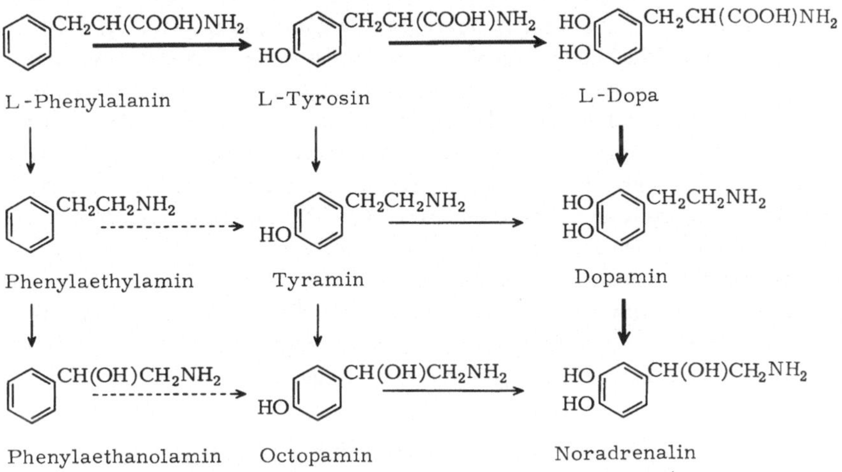

Abb. 4. Haupt- und Nebenwege der Noradrenalin-Synthese (nach Iversen [180]). → Hauptwege; → in vivo nachgewiesene Nebenwege; --→ nur in vitro geprüfte, mögliche Nebenwege

4. Speicherung

1953 gelang erstmals BLASCHKO u. WELCH [28] sowie HILLARP u. Mitarb. [164] die Isolierung von Granula aus dem Nebennierenmark. Die Konzentration der Catechinamine (Noradrenalin und Adrenalin) in den Granula ist so hoch, daß sie nicht frei in Lösung vorhanden sein können: ihre Konzentration ist mehr als doppelt so hoch wie die Osmolarität der Körperflüssigkeit. Da die Catechinamine in einem konstanten stöchiometrischen Verhältnis mit ATP, Calcium und Magnesium gespeichert sind [97, 152, 163, 261, 298, 302, 317], ist es naheliegend, daß die Catechinamine mit diesen in Form von Komplexen gebunden sind. Untersuchungen von WEINER u. JARDETZKY [367] machen es wahrscheinlich, daß Adrenalin über die Amin- und Hydroxylgruppe der Seitenkette an ATP gebunden wird, da der Zusatz von ATP zu einer Adrenalinlösung das Spektrum der magnetischen Kernresonanz von Adrenalin in einer Weise verändert, die für eine Stabilisierung der Seitenkette spricht. Inwiefern auch noch Proteine und Lipide an der Bindung der Catechinamine beteiligt sind, ist zur Zeit unklar.

Wohl bestehen zwischen den Speichergranula des Nebennierenmarks und denjenigen der sympathischen Nervenendigungen beträchtliche morphologische und funktionelle Unterschiede [319]. Andererseits wurde aber auch in den gereinigten Granulafraktionen der sympathischen Nerven das gleiche stöchiometrische Verhältnis von Catechinaminen, ATP, Calcium und Magnesium wie in den Nebennierenmarkgranula gefunden [*317, 319*]. Hingegen wurde bis jetzt noch kein für diese Granula spezifisches Eiweiß isoliert, wie das kürzlich für die Nebennierenmarkgranula gelang [*15, 291, 296, 310*].

Es ist noch nicht klar, wie groß der Anteil des in den Vesikeln gespeicherten Noradrenalins am Gesamtnoradrenalin der sympathischen Nervenendigungen ist. Während beinahe der gesamte Catechinamingehalt des Nebennierenmarks in der granulären Fraktion lokalisiert werden konnte [*28, 164*], schwanken die Werte bei den an peripheren sympathischen Nerven durchgeführten Untersuchungen noch sehr stark [*96, 97, 142, 143, 318, 319, 320*], was darauf schließen läßt, daß es sich wenigstens bei einem Teil des nicht in der partikulären Fraktion nachgewiesenen Noradrenalins um ein Artefakt handelt. Wahrscheinlich werden Granula bei der Aufarbeitung zerstört. Dieser Auffassung wird durch eine kürzlich erschienene Arbeit von GUTMAN u. WEIL-MALHERBE [*142, 143*] Nachdruck verliehen.

5. Freisetzung von Noradrenalin durch Nervenimpulse

Über die Vorgänge, die bei der Ankunft eines Nervenimpulses zur Freisetzung von Noradrenalin aus den adrenergen Nervenendigungen führen, ist noch recht wenig bekannt. Mit Sicherheit steht einzig fest, daß für diese elektro-sekretorische Koppelung Calcium-Ionen notwendig sind [*31, 33, 175, 187*] und daß ein Überschuß an Magnesium-Ionen die Freisetzung hemmt [*33, 187*]. Es liegen also analoge Verhältnisse vor wie bei der Freisetzung von Acetylcholin an der motorischen Endplatte der Skeletmuskulatur [*58, 171, 182, 184*].

Für den Mechanismus der Freisetzung kommen im wesentlichen zwei Möglichkeiten in Frage:

1. Freisetzung von freiem Noradrenalin aus dem Axoplasma der adrenergen Nervenendigung;

2. Freisetzung aus den granulären Vesikeln, den intracellulären Speichern von Noradrenalin.

Die erste, vor allem durch VON EULER u. LISHAJKO [*96*] vertretene Ansicht, daß das im Axoplasma der sympathischen Nervenendigung freie, d. h. nicht gebundene Noradrenalin beim Eintreffen eines Nervenimpulses und der damit verbundenen Änderung der Permeabilität der Zellmembran entsprechend dem Konzentrationsgefälle aus der Nervenendigung hinaus in den synaptischen Raum diffundiere, ist recht unwahrscheinlich und ist mit den folgenden Befunden schwer in Einklang zu bringen:

a) Bei elektrischer Stimulation der sympathischen Nerven isoliert perfundierter Organe nimmt im venösen Efflux nur die Konzentration von Noradrenalin zu, während diejenige seiner oxydativ desaminierten Metabolite vor und während der Stimulation praktisch unverändert bleibt [*287, 333*].

Sollte das Ansteigen der Noradrenalinkonzentration im venösen Efflux nur durch eine allgemeine unspezifische Erhöhung der Zellpermeabilität der sympathischen Nervenendigungen bedingt sein, so wäre auch mit einer Vermehrung der oxydativ desaminierten Metabolite von Noradrenalin zu rechnen, die intraneuronal durch die Monoaminoxydase gebildet werden [267, 269].

b) Elektrophysiologische Untersuchungen, die vor allem am Vas deferens des Meerschweinchens durchgeführt wurden, ergaben, daß Noradrenalin [46, 47, 48] gleich wie Acetylcholin an den motorischen Endplatten [184] in „Quanten" freigesetzt wird. Während unter Ruhebedingungen nur vereinzelte Elementarquanten in unregelmäßigen Abständen freigesetzt werden, nimmt die Zahl bei Nervenstimulation zu. Ihre Wirkung auf die Zellmembran der glatten Muskulatur summiert sich, und beim Erreichen eines bestimmten Depolarisationsgrades wird das Aktionspotential ausgelöst [47, 48]. Diese diskontinuierliche quantenmäßige Transmitterfreisetzung ist kaum vereinbar mit der Annahme, daß Noradrenalin nur entsprechend dem Konzentrationsgefälle und in Abhängigkeit von der Membranpermeabilität kontinuierlich aus der sympathischen Nervenendigung hinausdiffundiert.

Diese quantenmäßige Freisetzung des Noradrenalins drängt den Gedanken auf, daß die elektronenoptisch sichtbaren Vesikel das morphologische Korrelat der elektrophysiologisch erfaßbaren Transmitterquanten darstellen könnten. Diese Annahme wird noch wesentlich unterstützt, wenn Befunde berücksichtigt werden, die bei der Freisetzung von Adrenalin und Noradrenalin aus dem Nebennierenmark erhoben wurden [14, 26, 83, 84, 86—89, 191]. Obgleich die Nebennierenmarkgranula sich morphologisch ganz wesentlich von denjenigen der sympathischen Nervenendigungen unterscheiden [82, 238, 342, 344, 369] und auch gewisse Unterschiede im Mechanismus der Catechinaminspeicherung [319, 320] und der Freisetzung von Catechinaminen durch Tyramin [290, 341] und Acetylcholin [214] bestehen, so sind doch im allgemeinen sehr große Ähnlichkeiten zwischen den Speicherungs- und Freisetzungsmechanismen der sympathischen Nervenendigungen und des Nebennierenmarks feststellbar: In beiden Fällen ist die durch Nervenstimulation und Acetylcholininjektion hervorgerufene Freisetzung von Catechinaminen von der Calciumkonzentration abhängig [31, 33, 83, 84, 86, 175, 187]. Sowohl im Nebennierenmark als auch in den sympathischen Nervenendigungen werden die Catechinamine in der durch Ultrazentrifugation isolierten partikulären Fraktion zusammen mit ATP, Magnesium und Calcium in einem konstanten molaren Verhältnis gespeichert. Kürzlich gelang nun auch der Nachweis, daß das durch Immunelektrophorese identifizierte spezifische Eiweiß der Nebennierenmarkgranula zusammen mit den übrigen Bestandteilen der Granula in den gleichen Proportionen in der Perfusionsflüssigkeit erscheinen [14, 83, 88, 191], in denen sie im Nebennierenmark gespeichert sind. Die Lipide der Granulamembranen hingegen werden nicht in die Perfusionsflüssigkeit abgegeben [85, 374].

Diese Befunde dürfen praktisch als Beweis dafür angesehen werden, daß der gesamte Inhalt der Nebennierenmarkgranula durch die Wirkung der Splanchnicusstimulation freigesetzt wird, daß aber die Lipidmembranen der Granula in der Zelle zurückbleiben.

Wie es bei der Stimulation zur Entleerung des Inhalts der Vesikel kommt, ist vorläufig noch vollständig unklar. Ob die einströmenden Calcium-Ionen negative Ladungen an der Oberfläche der Vesikel neutralisieren und damit eine Apposition der Vesikel an der Zellmembran ermöglichen oder ob die Calcium-Ionen auf kontraktile Eiweiße — möglicherweise durch die elektronenoptisch sichtbaren Neurofibrillen repräsentiert — einwirken und durch deren Kontraktion die Vesikel der Zellmembran genährt werden, kann vorderhand höchstens Gegenstand vager Spekulationen sein. Ihre experimentelle Überprüfung dürfte recht schwierig sein.

6. Inaktivierung und enzymatischer Abbau

Während bei der cholinergischen neuro-humoralen Übertragung die Wirkung des durch Nervenstimulation freigesetzten Acetylcholins durch dessen rasche enzymatische Spaltung beendigt wird [*138*], spielt bei der adrenergischen Übertragung der enzymatische Abbau keine wesentliche Rolle. Wohl werden Noradrenalin und Adrenalin durch die Monoaminoxydase [*269, 270, 376*] und die Catechin-O-Methyltransferase [*6, 7, 9*] in biologisch inaktive Metabolite umgewandelt, aber auch die gleichzeitige Blockierung beider enzymatischer Abbauwege führt zu keiner wesentlichen Verstärkung und Verlängerung der durch Sympathicusstimulation oder durch intravenös verabreichtes Noradrenalin hervorgerufenen Wirkung auf die Erfolgsorgane [*69, 115*].

Nachdem RAAB u. GIGEE als erste eine Zunahme des Catechinamingehaltes im Herzen der Katze und des Hundes nach Verabreichung großer Adrenalindosen festgestellt hatten [*282, 283*], wurde in den letzten Jahren in zahlreichen Arbeiten die Bedeutung der Aufnahme bzw. der Wiederaufnahme von Noradrenalin in die sympathischen Nervenendigungen für die Beendigung der Wirkung von exogenem (injiziertem) und endogenem durch Nervenstimulation freigesetztem Noradrenalin untersucht und belegt [*11, 21, 63, 149, 157, 160, 161, 175, 176, 180, 210, 245, 248, 260, 337—339, 349, 370*]. Die Noradrenalinaufnahme in die sympathischen Neuronen wurde als ein aktiver Membrantransport charakterisiert [*125, 126, 176, 180, 181, 366*], der im Gegensatz zur Freisetzung von Noradrenalin durch Nervenstimulation Calcium-unabhängig ist [*188*], hingegen von der Natriumkonzentration und von einem intakten aeroben und anaeroben Energiestoffwechsel abhängt [*366*]. Neben Noradrenalin werden zahlreiche andere Phenyläthylamine durch diesen Transportmechanismus in die sympathischen Nervenendigungen aufgenommen [*109, 179, 180, 251, 288, 289, 335, 341*].

Schließlich wurden eine Reihe von Pharmaka gefunden, die mit diesem Transport interferieren [41, 157, 160, 175—178, 180, 209, 224, 231, 245, 337—339, 347, 348, 371], dadurch die Wirkung von endogen freigesetztem und injiziertem Noradrenalin verstärken [116, 148, 175, 198, 337, 339, 347] und die Wirkung indirekter, d. h. durch Freisetzung von Noradrenalin aus den adrenergen Nervenendigungen wirkender Sympathicomimetica hemmen [105, 106, 112, 116, 145, 168].

Der Vergleich der Wirkung eines Einzelimpulses auf die Nickhaut der Katze bei physiologischer Wiederaufnahme mit derjenigen bei Blockierung der Wiederaufnahme durch Cocain hat die erstaunliche Tatsache ergeben, daß über 95⁰/₀ des durch einen Nervenimpuls freigesetzten Noradrenalins wieder in die sympathischen Nervenendigungen aufgenommen werden [148].

Die Wiederaufnahme in die sympathischen Nervenendigungen ist aber nicht nur für die rasche Beendigung der Wirkung von Noradrenalin auf die Erfolgsorgane von Bedeutung. Untersuchungen an der isoliert durchströmten Milz der Katze haben ergeben, daß bei einer Stimulationsfrequenz von 4/sec, die durchaus den unter physiologischen Bedingungen auftretenden Frequenzen entspricht [114], die Noradrenalinspeicher bei fehlender Wiederaufnahme nach ungefähr 10—15 min erschöpft wären [149].

III. Methoden

Es soll hier nur ein kurzer Überblick über die wichtigsten der bei den eigenen Untersuchungen über adrenerge Ersatztransmitter verwendeten Methoden gegeben werden. Hinsichtlich methodischer Einzelheiten wird auf frühere Mitteilungen verwiesen.

Die meisten Untersuchungen wurden an der Nickhaut und an der isoliert durchströmten Milz der Katze durchgeführt. Für biochemische Untersuchungen wurden zum Teil auch andere Organe der Katze und auch andere Species in die Untersuchung miteinbezogen.

1. Nickhaut der Katze

Die Nickhaut der Katze ist eines der am häufigsten verwendeten Versuchsobjekte für Untersuchungen über die Beeinflussung der Wirkung der Sympathicusstimulation durch Pharmaka. Um Einflüsse des ZNS auf die untersuchten peripheren Parameter auszuschalten, wurden spinalisierte Tiere verwendet [145, 148].

In den vorliegenden Untersuchungen wurden Tiere in bestimmter, noch näher zu beschreibender Weise vorbehandelt und dadurch die Bildung von Ersatztransmittern herbeigeführt. Die Wirkung der Stimulation des cervicalen Sympathicus und die Wirkung exogenen Noradrenalins auf die Nickhaut wurde bei diesen Tieren mit derjenigen an unbehandelten Kontrollen verglichen. Um sicher zu sein, daß bei Stimulation des cervicalen Sympathicus mit bipolaren Platinelektroden sämtliche Nervenfasern gereizt werden, wurde stets mit supramaximaler Voltzahl stimuliert, wobei biphasische Impulse von einer Millisekunde Dauer verwendet wurden. Die Reizfrequenz wurde entweder konstant auf 1,6/sec für die Stimuluszahl-Wirkungskurve (Einzelimpulse und Serien von 3, 9 und 27 Impulsen) gehalten oder aber progredient von 0,2 auf 25,6/sec verdoppelt (Frequenz-Wirkungskurve). Im letzteren Fall wurde kumulativ mit jeder Frequenz gereizt, bis die Kontraktion der Nickhaut ein Plateau erreicht hatte [148].

2. Isoliert durchströmte Milz

Die isoliert durchströmte Milz der Katze erwies sich für die Untersuchungen adrenerger Ersatztransmitter als ein sehr zweckmäßiges Präparat, das nicht nur die Messung der Wirkung der Sympathicusstimulation auf die glatte Muskulatur der Milzgefäße und der Milztrabekel erlaubte, sondern gleichzeitig auch die Bestimmung der im venösen Efflux erscheinenden Mengen des physiologischen Transmitters Noradrenalin und der Ersatztransmitter.

Die isolierte Milz [336] wurde mit einem konstanten Volumen einer modifizierten Krebs-Henseleit-Lösung perfundiert [332, 333]. Die Milznerven wurden mit supramaximaler Voltzahl während 10 sec mit einer Frequenz von 6 oder 10/sec mit monophasischen Rechteckimpulsen von einer Millisekunde stimuliert. Das Intervall zwischen den einzelnen Stimulationen betrug 8 min. Mit Beginn jeder Stimulation wurde das venöse Effluent während 90 sec, zum Teil in 3 Fraktionen von je 30 sec, gesammelt. Die im venösen Efflux erscheinenden Noradrenalinmengen wurden biologisch am Blutdruck der „pithed rat" bestimmt. Durch Vorbehandlung der Ratten mit Kokain konnte die Empfindlichkeit dieser Bestimmungsmethode noch weiter verbessert werden. Über Empfindlichkeit und Spezifität dieser biologischen Bestimmungsmethode wurde früher eingehend berichtet [336, 337].

In denjenigen Versuchen, in denen neben der Freisetzung von Noradrenalin noch andere als Transmitter wirkende Amine geprüft wurden, wurden die Milznerven zum Teil kontinuierlich während 1—2 min mit einer Frequenz von 10/sec gereizt. Um einerseits eine extreme Kontraktion der Milz zu verhindern, andererseits die im venösen Efflux erscheinenden Transmittermengen zu vermehren [149, 338], wurde daher zusätzlich Phenoxybenzamin (1 µg/ml) infundiert. Diese Substanz hemmt — neben ihrer α-adrenolytischen Wirkung — auch die Wiederaufnahme von Noradrenalin und anderen als Transmitter wirkenden Substanzen in die sympathischen Nervenendigungen [333, 338].

3. Biochemische Bestimmungsmethoden

a) Noradrenalin

Die Isolierung von Noradrenalin aus Gewebshomogenaten und Perfusionsflüssigkeiten und dessen spektrophotofluorimetrische Bestimmung erfolgte nach der von BERTLER u. Mitarb. [20] beschriebenen Methode.

b) Dopamin

Die fluorimetrische Bestimmung erfolgte nach einer von CARLSSON u. WALDECK [55] angegebenen Methode, wobei die von CARLSSON u. LINDQVIST [52] eingeführten Modifikationen berücksichtigt wurden. An Stelle der von den schwedischen Autoren zur Intensivierung der Fluorescenz benutzten UV-Bestrahlung wurden in unseren Versuchen die Proben während 2 min auf 100° C erhitzt [60].

c) α-Methylnoradrenalin

Die Wirkung von Noradrenalin und α-Methylnoradrenalin auf den Blutdruck der „pithed rat" ist identisch [150, 221, 249]. Im Gegensatz dazu beträgt die nach der Methode von BERTLER u. Mitarb. [20] bestimmte Fluorescenz von α-Methylnoradrenalin nur 3—4% derjenigen von Noradrenalin. Dieses unterschiedliche Verhalten von Noradrenalin und α-Methylnoradrenalin bei der biologischen bzw. fluorimetrischen Bestimmung wurde nach der von MUSCHOLL u. MAÎTRE [249] angegebenen Differenz-Methode zur Bestimmung der beiden Amine verwendet. Während biologisch die Gesamtmenge von Noradrenalin und α-Methylnoradrenalin bestimmt wird, wird durch die fluorimetrische Bestimmung nur Noradrenalin erfaßt. Aus der Differenz dieser beiden Bestimmungsmethoden wird dann der jeweilige Gehalt an Noradrenalin und α-Methylnoradrenalin errechnet.

d) α-Methyldopamin

Durch Oxydation mit Kaliumferricyanid und anschließende Reduktion mit Natriumascorbinat entsteht aus α-Methyldopamin ein Fluorophor, das von demjenigen des Noradrenalins nicht unterschieden werden kann, d. h. die Aktivierungs- und Emissionsspektren sind identisch. Einzig in der Intensität und im zeitlichen Verlauf des Auftretens der Fluorescenz unterscheiden sich die beiden Substanzen. Während Noradrenalin 5—10 min nach Abschluß der Oxydation bereits das Maximum der Intensität der Fluorescenz erreicht hat, ist dies bei α-Methyldopamin erst nach ca. 60—70 min der Fall. In denjenigen Experimenten, in denen sowohl Noradrenalin als auch α-Methyldopamin zu bestimmen waren, wurden die beiden Amine papierchromatographisch getrennt. Die entsprechenden Positionen wurden eluiert und die im Eluat befindlichen Amine fluorimetrisch nach der Methode von BERT-

LER u. Mitarb. [20] bestimmt, wobei die Ablesung von Noradrenalin 15 bis 20 min, diejenige von α-Methyldopamin 90 min nach Abschluß der Oxydation erfolgte. Alle Werte wurden entsprechend den während der Isolierung und chromatographischen Auftrennung auftretenden Verlusten korrigiert.

e) Isolierung und chromatographische Identifizierung unbekannter Amine

Die Gewebshomogenate und Milzperfusate wurden nach Fällung der Eiweiße durch Perchlorsäure ($HClO_4$) zentrifugiert. Das Überstehende wurde mit 2 N NaOH während ständiger Durchperlung mit Stickstoff auf pH 4,5 titriert und über Dowex-50 WX-4-Säulen gegeben. Nach Waschen der Säulen mit Aqua bidest. wurden die Amine mit 2 N HCl eluiert und das Eluat unter Oxydationsschutz von SO_2 im Vakuum bei 37° C zur Trockne eingedampft. Der Rückstand wurde in einer Mischung von Methanol und Mercaptopropanol gelöst und für die chromatographische Trennung auf Schleicher-Schüll-Papier (Nr. 2043) aufgetragen. Die chromatographische Trennung erfolgte in verschiedenen Systemen. Die am häufigsten verwendeten waren: Butanol/1 N HCl und Phenol/0,1 N HCl. Die in den Perfusaten und Homogenaten vorhandenen Amine wurden durch Bildung von fluorescierenden Verbindungen nach Besprühen mit Kaliumferricyanid in 5%iger Äthylendiamin-Lösung oder durch Farbreaktionen (Folin-Denis, Ninhydrin) lokalisiert und ihre Position mit denjenigen entsprechender Referenzsubstanzen verglichen. Bei Verwendung von radioaktiven Substanzen wurden die Positionen der Amine in einem Scanner (Packard 7200) lokalisiert. Die Positionen der radioaktiven Maxima wurden mit denjenigen von Referenzsubstanzen verglichen.

Bei einigen Versuchen wurden die in Homogenaten und Perfusaten vorhandenen Amine vor der chromatographischen Trennung acetyliert. Durch die Acetylierung können chemisch labile Verbindungen, die sich in der nativen Form während der Chromatographie zersetzen, stabilisiert werden. Erst dadurch wird deren chromatographische Trennung und Identifizierung möglich.

Über die methodischen Einzelheiten der Isolierung, Acetylierung und chromatographischen Trennung von Aminen wurde in früheren Mitteilungen eingehend berichtet [332, 333].

IV. Bildung adrenerger Ersatztransmitter durch Verabreichung „falscher" metabolischer Vorstufen

In der einleitenden Übersicht über die Physiologie der postganglionären sympathischen Transmission wurde festgestellt, daß sowohl die für die Synthese des physiologischen Transmitters Noradrenalin verantwortlichen

Enzyme als auch die Transport- und Speichermechanismen nicht eine absolute chemische Substratspezifität aufweisen. Dadurch eröffnet sich die Möglichkeit, Substanzen in die Synthese einzuschleusen, die unter physiologischen Bedingungen nicht vorkommen, die aber gleich oder ähnlich wie die physiologischen Vorstufen metabolisiert werden und deren Endprodukte in den Granula der sympathischen Nervenendigungen gespeichert werden. Erst nach der Freisetzung werden die quantitativen Wirkungsunterschiede zur physiologischen Überträgersubstanz Noradrenalin an den Receptoren offenbar, oder es zeigen sich sogar qualitative Unterschiede, die zu neuartigen pharmakologischen Wirkungsmustern führen können. Diese Art des Ersatzes und dessen funktionelle Auswirkungen sollen anhand einiger Beispiele erörtert werden.

1. α-Methyldopa

α-Methyldopa wurde ursprünglich als Decarboxylasehemmer in die Therapie der Hypertonie eingeführt [256]. Es zeigte sich aber sehr bald, daß die Senkung des Noradrenalingehaltes und die kardiovasculären Wirkungen nicht durch diesen Mechanismus erklärt werden können [162, 276], da wesentlich wirksamere Decarboxylasehemmer zu keiner eindeutigen Senkung des Noradrenalingehaltes führten [208, 269] und auch keine antihypertensiven Eigenschaften zeigten [208, 277, 309]. CARLSSON u. LINDQVIST [52] und DAY u. RAND [78] äußerten zuerst die Vermutung, daß α-Methyldopa seine pharmakologische Wirkung der Bildung eines falschen Transmitters verdanken könnte, indem Noradrenalin durch das aus α-Methyldopa gebildete α-Methylnoradrenalin ersetzt wird. MUSCHOLL u. MAÎTRE [249] brachten dann am isolierten Kaninchenherzen erstmals den direkten Nachweis für einen derartigen Mechanismus. Sie zeigten, daß nach Vorbehandlung mit α-Methyldopa bei Sympathicusstimulation α-Methylnoradrenalin freigesetzt wird.

Um sich über die funktionellen Auswirkungen dieses Ersatzes Klarheit zu verschaffen, genügt die alleinige Feststellung einer Freisetzung des falschen Transmitters durch Nervenstimulation nicht. Es ist vielmehr von wesentlicher Bedeutung, ob das fehlende Noradrenalin stöchiometrisch durch den falschen Transmitter ersetzt wird und ob die restlichen Anteile des physiologischen Transmitters zusammen mit dem neugebildeten Ersatztransmitter im gleichen Verhältnis durch Nervenstimulation freigesetzt werden, in dem sie in den sympathischen Nerven gespeichert sind. Im weiteren ist zu beachten, inwiefern sich physiologischer Transmitter und Ersatztransmitter in ihrer Wirkung auf die Erfolgsorgane unterscheiden und ob die Gegenwart des falschen Transmitters in den sympathischen Nervenendigungen mit der Wiederaufnahme der durch Nervenstimulation freigesetzten Amine interferiert. Es war das Ziel der folgenden Untersuchungen, der Klärung dieser Fragen näherzukommen.

a) Untersuchungen an der Nickhaut der Katze

Zunächst stellten wir fest, daß bei Vorbehandlung mit 6mal 100 mg/kg
DL-α-Methyldopa i. p. (es wurden während 3 Tagen je 2 Dosen von
100 mg/kg verabreicht, die letzte Dosis 16—20 Std vor dem Versuch) die
Wirkung der cervicalen Sympathicusstimulation auf die Nickhaut gegenüber unbehandelten Kontrollen praktisch unverändert ist (Abb. 5). Dieser
Befund war unerwartet, da die Wirkung von i. v. verabreichtem α-Methylnoradrenalin auf die Nickhaut der Spinalkatze etwa 3mal schwächer ist

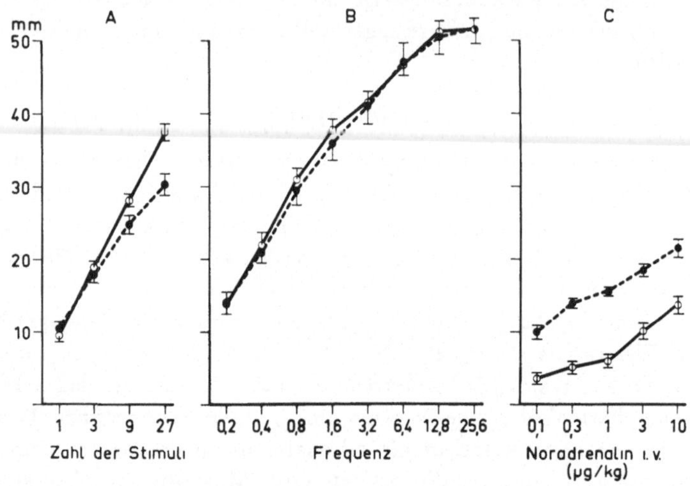

Abb. 5 A—C. Wirkung der Stimulation des cervicalen Sympathicus (A=Stimulus-
zahl-Wirkungskurve; B=Frequenz-Wirkungskurve) und i. v. injizierten Noradrenalins (C) auf die Nickhaut normaler (O—O) und mit α-Methyldopa vor-
behandelter (●- - -●) Katzen. Die Tiere erhielten während 3 Tagen je 2mal
100 mg/kg α-Methyldopa i. p., letzte Dosis 16 bis 20 Std vor dem Versuch

als diejenige von Noradrenalin [*147, 150*]. Diese fehlende Wirkung der Vorbehandlung mit α-Methyldopa erklärt sich am wahrscheinlichsten durch die
mit der Behandlung auftretende Überempfindlichkeit der Nickhaut auf Noradrenalin (Abb. 5). Demnach stellte sich die Frage, ob die Dosis von
α-Methyldopa eventuell zu niedrig war, und es wurde daher bei sonst gleich-
bleibendem Behandlungsschema die Dosis auf 2mal 200 mg/kg täglich erhöht
(Abb. 6). Doch auch nach dieser Vorbehandlung zeigte sich kein wesentlicher
Unterschied in der Beeinflussung der Wirkung der Sympathicusstimulation
verglichen mit der niedrigeren Dosierung. Lediglich die Überempfindlichkeit
der Nickhaut auf injiziertes Noradrenalin war etwas geringer (Abb. 6) als
bei der niedrigeren Dosierung von 6mal 100 mg/kg (Abb. 5).

Um die mögliche Bedeutung der Dauer der Vorbehandlung auf die Entwicklung der Überempfindlichkeit auf Noradrenalin abzuklären, wurden in

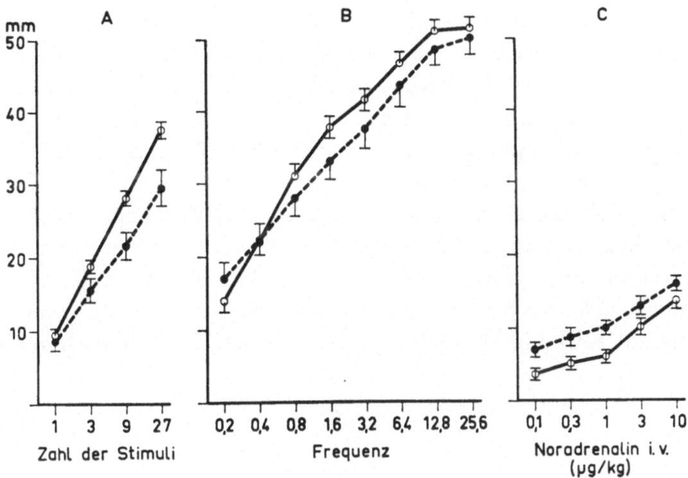

Abb. 6 A—C. Wirkung der Stimulation des cervicalen Sympathicus (A=Stimulus-zahl-Wirkungskurve; B=Frequenz-Wirkungskurve) und i. v. verabreichten Nor-adrenalins (C) auf die Nickhaut normaler (O—O) und mit α-Methyldopa vor-behandelter (●---●) Katzen. Die Tiere erhielten während 3 Tagen je 2mal 200 mg/kg α-Methyldopa i.p., letzte Dosis 16 bis 20 Std vor dem Versuch

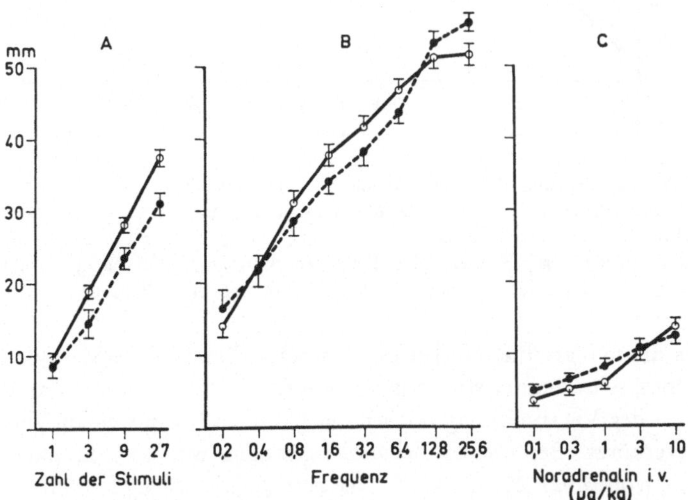

Abb. 7 A—C. Wirkung der Stimulation des cervicalen Sympathicus (A=Stimulus-zahl-Wirkungskurve; B=Frequenz-Wirkungskurve) und i. v. verabreichten Nor-adrenalins (C) auf die Nickhaut normaler (O—O) und mit α-Methyldopa vor-behandelter (●---●) Katzen. Die Tiere erhielten 3mal 100 mg/kg α-Methyldopa i. p., letzte Dosis 16 bis 20 Std vor dem Versuch

einer weiteren Versuchsserie 3mal 100 (Abb. 7) und 3mal 200 mg/kg (Abb. 8) i. p. verabreicht, wobei wiederum die letzte Dosis 16 bis 20 Std vor dem akuten Versuch gegeben wurde. Nach Vorbehandlung mit 3mal 100 mg/kg war die Empfindlichkeit auf i. v. injiziertes Noradrenalin gegenüber den Kontrollen praktisch unverändert (Abb. 7), und auch die Wirkung der Sympathicusstimulation unterschied sich von unbehandelten Kontrollen nur in einer leichten Depression der Stimuluszahl-Wirkungskurve. Auch die Vorbehandlung mit 3mal 200 mg/kg führte ebenfalls zu keiner Veränderung der Noradrenalinempfindlichkeit (Abb. 8). Die Frequenz-Wirkungskurve zeigte nur eine leichte Senkung im oberen Frequenzbereich, hingegen war die Stimuluszahl-Wirkungskurve im ganzen Bereich deutlich nach rechts verschoben.

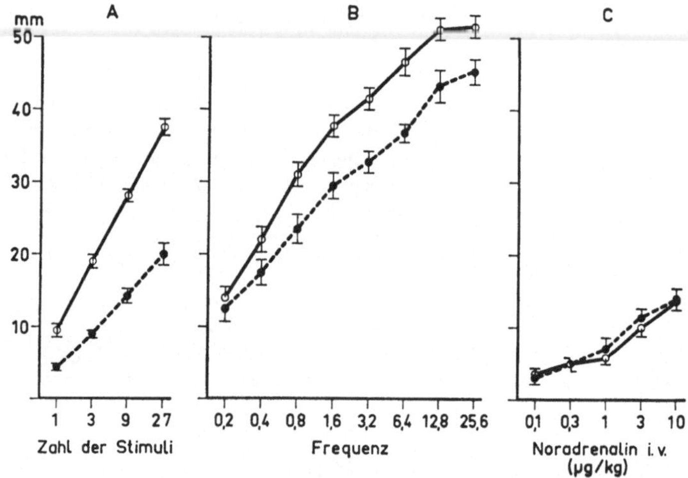

Abb. 8 A—C. Wirkung der Stimulation des cervicalen Sympathicus (A=Stimuluszahl-Wirkungskurve; B=Frequenz-Wirkungskurve) und i. v. verabreichten Noradrenalins (C) auf die Nickhaut normaler (O—O) und mit α-Methyldopa vorbehandelter (●- - -●) Katzen. Die Tiere erhielten 3mal 200 mg/kg α-Methyldopa i. p., letzte Dosis 16 bis 20 Std vor dem Versuch

Als dritte Variable, die bei der Vorbehandlung mit α-Methyldopa von Bedeutung sein konnte, wurde in einer weiteren Versuchsserie das Intervall zwischen der Verabreichung der letzten Dosis und dem akuten Versuch auf 4 Std verkürzt. Bei diesem Behandlungsmodus war sowohl nach Verabreichung von 3mal 200 (Abb. 9) als auch 6mal 200 mg/kg (Abb. 10) die Empfindlichkeit auf i. v. injiziertes Noradrenalin gegenüber unbehandelten Kontrollen unverändert, hingegen war die Wirkung der Sympathicusstimulation auf die Nickhaut bei beiden Vorbehandlungen sehr stark vermindert, wobei die Depression bei der Behandlung mit 3mal 200 mg/kg (Abb. 9) noch ausgeprägter war als nach 6mal 200 mg/kg (Abb. 10).

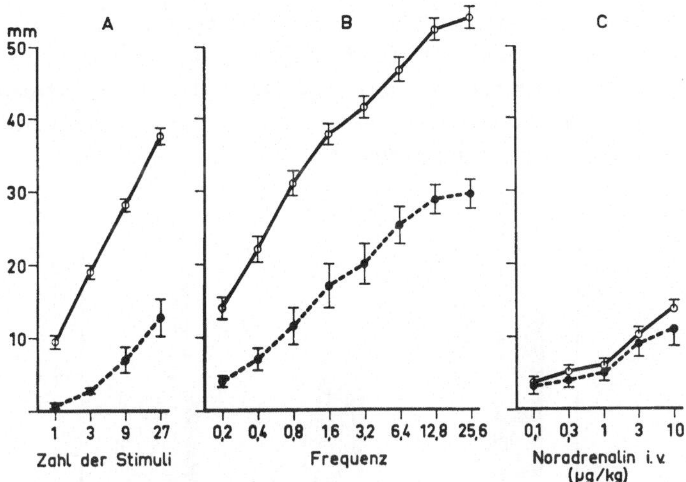

Abb. 9 A—C. Wirkung der Stimulation des cervicalen Sympathicus (A=Stimulus-
zahl-Wirkungskurve; B=Frequenz-Wirkungskurve) und i. v. verabreichten Noradrenalins (C) auf die Nickhaut normaler (○—○) und mit α-Methyldopa vor-
behandelter (●- - -●) Katzen. Die Tiere erhielten 3mal 200 mg/kg α-Methyldopa
i. p., letzte Dosis 4 Std vor dem Versuch

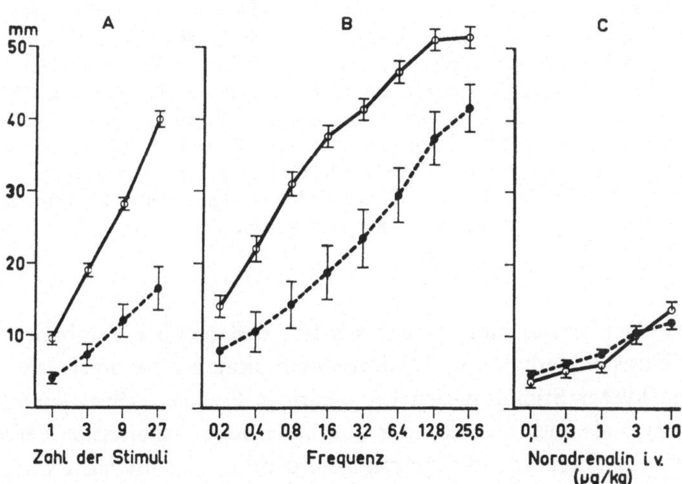

Abb. 10 A—C. Wirkung der Stimulation des cervicalen Sympathicus (A=Stimulus-
zahl-Wirkungskurve; B=Frequenz-Wirkungskurve) und i. v. verabreichten Noradrenalins (C) auf die Nickhaut normaler (○—○) und mit α-Methyldopa vor-
behandelter (●- - -●) Katzen. Die Tiere erhielten 6mal 200 mg/kg α-Methyldopa
i. p., letzte Dosis 4 Std vor dem Versuch

Um eine bessere Übersicht über die Auswirkungen der verschiedenen Behandlungsschemen zu gewinnen, wurde in Abb. 11 die Wirkung von 3 Impulsen, die mit einer Frequenz von 1,6/sec verabreicht wurden, mit derjenigen der kontinuierlichen Stimulation mit einer Frequenz von 0,2/sec und derjenigen von 10 μg/kg i. v. injizierten Noradrenalins verglichen.

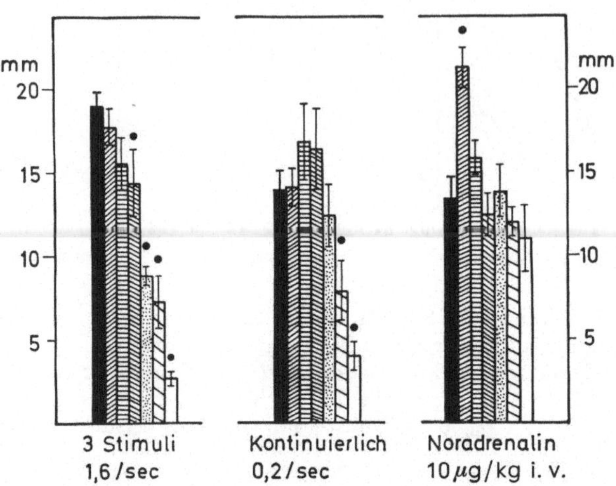

Abb. 11. Antwort der Nickhaut auf Stimulation des cervicalen Sympathicus (links: 3 Impulse, Frequenz 1,6/sec; Mitte: Kontinuierliche Stimulation, Frequenz 0,2/sec) und auf 10 μg/kg i. v. injiziertes Noradrenalin (rechts). ■ =Kontrollen. ▨ =6mal 100 mg/kg α-Methyldopa i. p., letzte Dosis 16 bis 20 Std vor dem Versuch. ▤ =6mal 200 mg/kg i. p., letzte Dosis 16 bis 20 Std vor dem Versuch. ▧ =3mal 100 mg/kg i. p., letzte Dosis 16 bis 20 Std vor dem Versuch. ▦ =3mal 200 mg/kg i. p., letzte Dosis 16 bis 20 Std vor dem Versuch. ▨ =6mal 200 mg/kg i. p., letzte Dosis 4 Std vor dem Versuch. ▢ =3mal 200 mg/kg i. p., letzte Dosis 4 Std vor dem Versuch. Die Punkte über den Säulen bedeuten signifikanter Unterschied gegenüber den Kontrollwerten

Zusammenfassend kann gesagt werden, daß nur bei Verabreichung der letzten Dosis α-Methyldopa 4 Std vor dem akuten Experiment sowohl die Wirkung kurzer Stimulusserien bei niedriger Frequenz (Stimuluszahl-Wirkungskurve) als auch diejenige der kontinuierlichen Stimulation bei steigender Frequenz (Frequenz-Wirkungskurve) deutlich abgeschwächt war. Betrug das Intervall zwischen letzter Dosis und akutem Experiment 16 bis 20 Std, so trat keine oder eine nur schwache Depression für die höheren Stimuluszahlen der Stimuluszahl-Wirkungskurven auf. Eine Überempfindlichkeit auf Noradrenalin wurde nur dann beobachtet, wenn die letzte Dosis α-Methyldopa 16 bis 20 Std vor dem Versuch verabreicht worden war.

b) Untersuchungen an der isoliert durchströmten Milz

An der Nickhaut der Katze führte die Vorbehandlung mit 3mal 200 mg/ kg α-Methyldopa (letzte Dosis 4 Std vor dem Versuch verabreicht) zu einer starken Abschwächung der Wirkung der Sympathicusstimulation (Abb. 9). Wie noch zu zeigen sein wird, kommt es dabei zu einem partiellen Ersatz von Noradrenalin durch α-Methylnoradrenalin. Es war nun von besonderem Interesse, die funktionellen Auswirkungen dieser Vorbehandlung an einem Organ zu untersuchen, an dem α-Methylnoradrenalin und Noradrenalin in äquimolaren Dosen die gleiche kontraktile Wirkung hervorrufen [146], nämlich der Milz.

Vom Beginn jeder Stimulationsperiode an wurde das venöse Effluent während 90 sec gesammelt, zentrifugiert und die pressorische Aktivität am Blutdruck der mit Kokain vorbehandelten „pithed rat" bestimmt. Die pressorische Aktivität wurde in Noradrenalinäquivalenten (Base) ausgedrückt, umfaßt aber sowohl Noradrenalin als auch α-Methylnoradrenalin, da die beiden Amine bei dieser biologischen Bestimmungsmethode in äquimolaren Dosen die gleiche pressorische Aktivität besitzen (siehe Methodik).

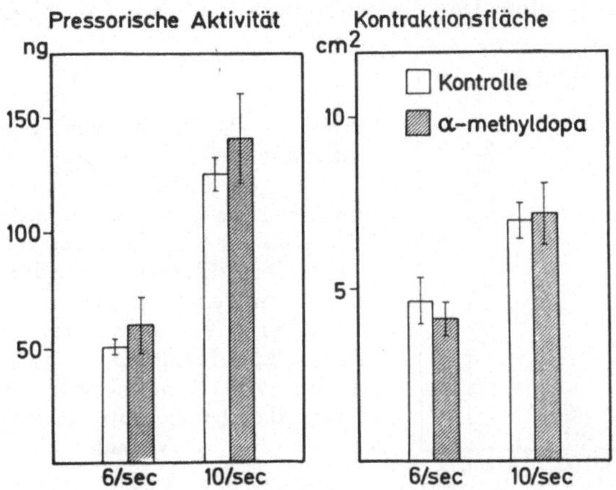

Abb. 12. Pressorische Aktivität (ausgedrückt in Noradrenalinäquivalenten) im venösen Efflux und kontraktile Antwort (Kontraktionsfläche: Fläche, die von der Spitze des Schreibhebels auf dem Kymographion vom Beginn der Stimulation bis zur Rückkehr zur Ausgangslage umschrieben wird) der isoliert durchströmten Milz nach Stimulation der Milznerven während 10 sec mit einer Frequenz von 6/sec oder 10/sec. Vorbehandlung mit je 200 mg/kg α-Methyldopa i. p. 28, 20 und 4 Std vor dem Versuch

Wie aus Abb. 12 hervorgeht, unterschied sich die pressorische Aktivität im venösen Efflux der mit 3mal 200 mg/kg α-Methyldopa vorbehandelten Tiere nicht von derjenigen unbehandelter Kontrollen. In Übereinstimmung mit dem Transmitter output war auch die Wirkung der Sympathicusstimulation auf das Milzvolumen bei einer Stimulationsfrequenz von 6 und 10/sec gegenüber Kontrollversuchen unverändert. Als Maß für die Milzkontraktion wurde die vom Schreiber des Piston-Recorders auf dem Kymographion vom Beginn der Stimulation bis zur Rückkehr zur Ausgangslage umschriebene Fläche gewählt, die sowohl ein Maß für die Intensität als auch die Dauer der Milzkontraktion darstellt [337].

In einer zweiten Versuchsserie wurden Noradrenalin und α-Methylnoradrenalin im venösen Effluent nach Stimulation der Milznerven und im Milzhomogenat unmittelbar nach Beendigung der Sammelperiode mit einer biologisch-fluorimetrischen Differenz-Methode bestimmt (siehe Methodik). Um die Wirkung der Nervenstimulation auf die Änderungen des Volumens und des vasculären Widerstandes sowie die Wiederaufnahme der freigesetzten Amine in die sympathischen Nervenendigungen auszuschalten, wurde bei diesen Versuchen der Perfusionslösung 1 μg/ml Phenoxybenzamin zugesetzt [149, 338]. Die durchschnittlichen Werte des Verhältnisses von α-Methylnoradrenalin zu Noradrenalin zeigen, daß nach Vorbehandlung mit 3mal 200 mg/kg (letzte Dosis 4 Std vor dem Versuch) der falsche Transmitter α-Methylnoradrenalin in ungefähr der gleichen Menge wie der physiologische Transmitter Noradrenalin vorhanden ist (Abb. 13). Nach Vorbehand-

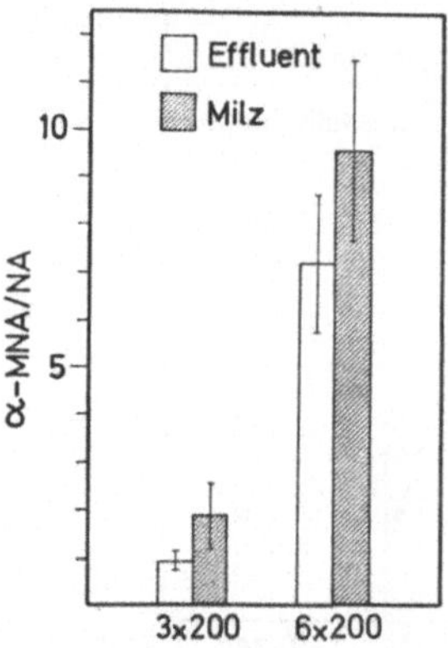

Abb. 13. Verhältnis von α-Methylnoradrenalin zu Noradrenalin im venösen Effluent der isoliert durchströmten Milz und im Homogenat der unmittelbar nach Abschluß der Stimulation homogenisierten Milz. Die Milznerven wurden während 2 min mit einer Frequenz von 10/sec stimuliert. Vorbehandlung mit 3mal 200 mg/kg α-Methyldopa i. p., letzte Dosis 4 Std vor dem Versuch, und 6mal 200 mg/kg, letzte Dosis 16 Std vor dem Versuch

lung mit 6mal 200 mg/kg (letzte Dosis 16 Std vor dem Versuch) ist α-Methylnoradrenalin in viel größerer Menge vorhanden als Noradrenalin. Aus Abb. 13 ist auch ersichtlich, daß nach beiden Vorbehandlungsarten die zwei Amine durch Sympathicusstimulation in den gleichen Proportionen aus den Nervenendigungen freigesetzt werden, in denen sie in der Milz gespeichert sind. Diese an der Katzenmilz erhobenen Befunde stimmen mit Beobachtungen von MUSCHOLL u. MAÎTRE [249] am Kaninchenherzen überein. Um diesen wichtigen Punkt der Korrelation zwischen dem α-Methylnoradrenalin/Noradrenalin-Verhältnis in der Perfusionsflüssigkeit und dem Milzhomogenat weiter zu erhärten, wurde für beide Vorbehandlungsarten die Korrelation zwischen α-Methylnoradrenalin/Noradrenalin-Verhältnis im

Perfusat und im Milzhomogenat berechnet. Beide Male fand sich eine statistisch signifikante Korrelation ($P < 0,01$). Die daraus abgeleiteten Regressionsgeraden unterscheiden sich nicht signifikant ($P < 0,05$) von der idealen Regressionsgeraden von 45° für identische α-Methylnoradrenalin/Noradrenalin-Verhältnisse in Perfusionsflüssigkeit und Milzhomogenat (Abb. 14).

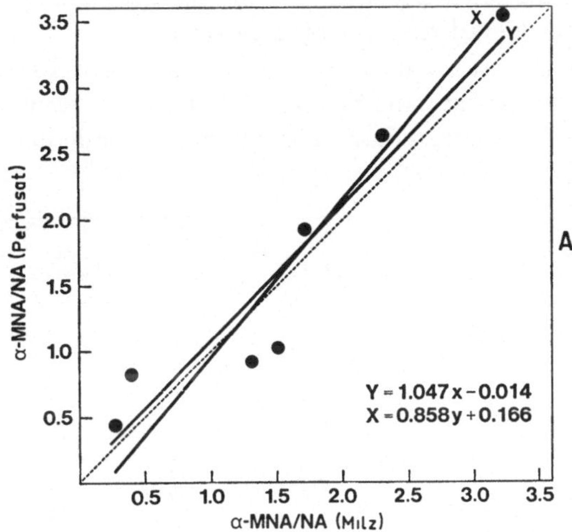

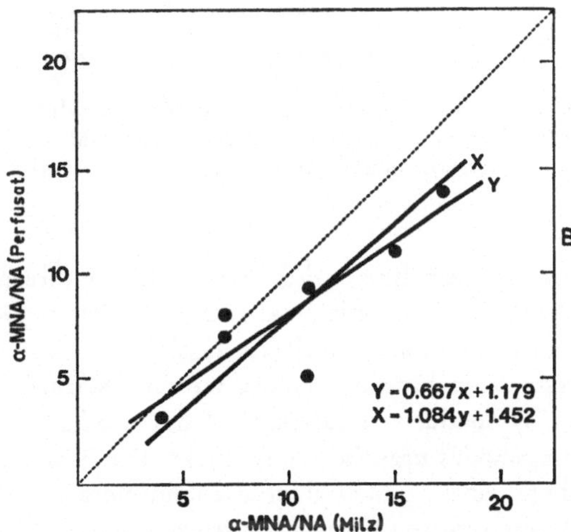

Abb. 14 A—B. Korrelation zwischen dem Verhältnis von α-Methylnoradrenalin zu Noradrenalin im venösen Effluent und im Milzhomogenat. Die Punkte entsprechen den Einzelwerten der Experimente, von denen in Abb. 13 die Mittelwerte dargestellt sind. A=Vorbehandlung mit 3mal 200 mg/kg α-Methyldopa i. p., letzte Dosis 4 Std vor dem Versuch. B=Vorbehandlung mit 6mal 200 mg/kg α-Methyldopa i. p., letzte Dosis 16 Std vor dem Versuch

c) Bestimmung des Noradrenalin- und α-Methylnoradrenalin-Gehaltes in verschiedenen Organen

Die Wirkung der Vorbehandlung mit α-Methyldopa auf die durch Sympathicusstimulation hervorgerufenen Nickhautkontraktionen konnte aus naheliegenden technischen Gründen nicht mit der Freisetzung von α-Methylnoradrenalin und Noradrenalin verglichen werden.

Die an der isoliert durchströmten Milz erhobenen Resultate scheinen aber für die Nickhaut nur dann von Bedeutung zu sein, wenn der Ersatz des physiologischen Transmitters durch α-Methylnoradrenalin in beiden Organen ähnlich ist.

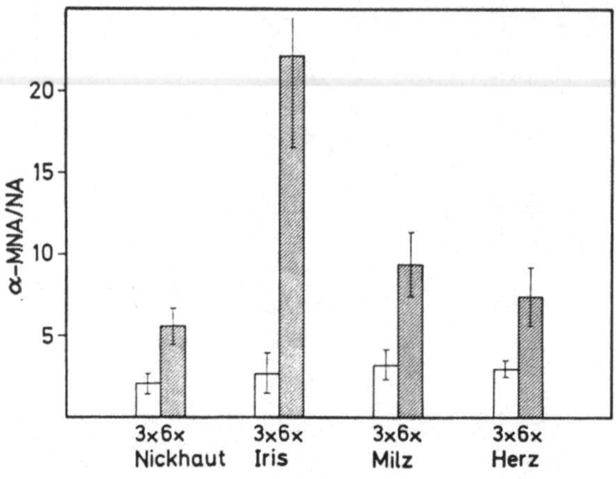

Abb. 15. Verhältnis von α-Methylnoradrenalin zu Noradrenalin in Nickhaut, Iris, Milz und Herz nach Vorbehandlung mit 3mal 200 mg/kg α-Methyldopa i. p., letzte Dosis 4 Std vor dem Versuch, und 6mal 200 mg/kg, letzte Dosis 16 Std vor dem Versuch

Abb. 15 zeigt das Verhältnis zwischen α-Methylnoradrenalin und Noradrenalin nach Vorbehandlung mit 3mal 200 mg/kg (letzte Dosis 4 Std vor dem Versuch) und 6mal 200 mg/kg (letzte Dosis 16 Std vor dem Versuch). Während der erste Vorbehandlungsmodus zu einer starken Verminderung der Wirkung der Sympathicusstimulation auf die Nickhaut führte, war der zweite Behandlungsmodus praktisch ohne Effekt. Die Behandlung mit 3mal 200 mg/kg führte zu einem α-Methylnoradrenalin/Noradrenalin-Verhältnis, das sich in den 4 untersuchten Organen statistisch nicht signifikant ($P > 0{,}05$) unterschied. Die Vorbehandlung mit 6mal 200 mg/kg führte zu einer wesentlichen Erhöhung dieses Verhältnisses, das in Herz, Milz und Nickhaut ähnlich war, wo α-Methylnoradrenalin 80—90% der gesamten Amine ausmachte. In der Iris ersetzte α-Methylnoradrenalin fast vollständig den physiologischen Transmitter.

In Abb. 16 wird der Gehalt an α-Methylnoradrenalin und Noradrenalin verschiedener Organe nach Vorbehandlung mit α-Methyldopa mit dem Noradrenalingehalt unbehandelter Kontrollen ($= 100^0/0$) verglichen. In Herz und Iris war nach beiden Arten der Vorbehandlung die Gesamtmenge der Amine gleich wie diejenige unbehandelter Kontrollen. In der Milz war sie nach 6mal 200 mg/kg deutlich geringer. Die für die Nickhaut bestimmten

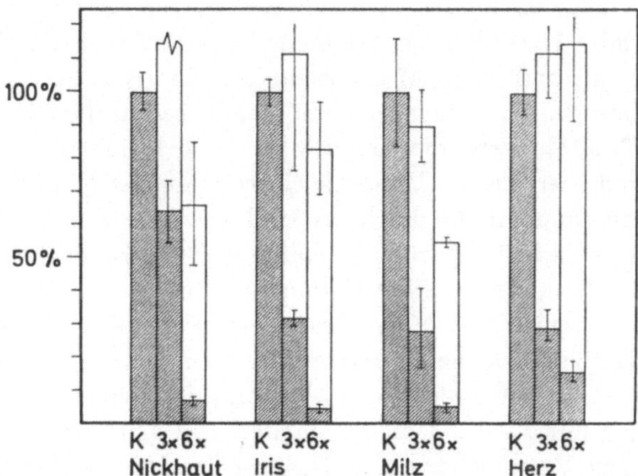

Abb. 16. α-Methylnoradrenalin ($\square$) und Noradrenalin ($\boxtimes$) in Nickhaut, Iris, Milz und Herz nach Vorbehandlung mit 3mal 200 mg/kg α-Methylnoradrenalin i. p., letzte Dosis 4 Std vor dem Versuch, und 6mal 200 mg/kg, letzte Dosis 16 Std vor dem Versuch. Die Mengen beider Amine sind in Prozenten der Noradrenalinmenge unbehandelter Kontrollen ausgedrückt

Werte müssen mit Vorsicht beurteilt werden, da es bei den Gehaltsbestimmungen unvermeidlich war, daß auch wechselnde Mengen anhängenden Orbitalgewebes in die Bestimmung miteinbezogen wurden. Daher muß für die Beurteilung der Auswirkung der verschiedenen Vorbehandlungen vor allem das Verhältnis von Noradrenalin zu α-Methylnoradrenalin berücksichtigt werden.

Diskussion

Die Resultate der vorhergehenden Untersuchungen ergeben keine einfache Beziehung zwischen dem Ersatz des physiologischen Transmitters Noradrenalin durch den Ersatztransmitter α-Methylnoradrenalin und der Beeinträchtigung der Wirkung der Sympathicusstimulation auf die Nickhaut. Die Variierung des Behandlungsschemas, d. h. Höhe der Dosen, Zeit der Vorbehandlung und vor allem auch Verabreichung der letzten Dosis vor dem akuten Versuch, ließ eine Reihe von Faktoren erkennen, die für die resultierende funktionelle Auswirkung von Bedeutung sind und auch zum Verständnis der divergierenden Resultate anderer Autoren beitragen [*79, 103, 130, 249, 321, 322, 362*].

Mit Sicherheit führte die Behandlung mit α-Methyldopa zu einer dosisabhängigen Senkung des Noradrenalin-Gehaltes in allen untersuchten Organen, wobei im großen und ganzen das fehlende Noradrenalin stöchiometrisch durch α-Methylnoradrenalin ersetzt wurde, was in Übereinstimmung mit Befunden an anderen Species steht [*211, 221, 246, 247, 249, 300*]. Bei länger dauernder Behandlung mit α-Methyldopa hingegen scheinen sowohl bei der Ratte als auch beim Meerschweinchen die gespeicherten α-Methylnoradrenalinmengen das fehlende Noradrenalin beträchtlich zu übertreffen [*40, 222, 262, 301*]. Wenn die Auswirkung der Behandlung mit α-Methyldopa auf die adrenerge neuro-humorale Übertragung der Nickhaut allein auf den Ersatz von Noradrenalin durch das 3mal schwächer wirksame α-Methylnoradrenalin [*147*] bedingt wäre, so müßte nach Vorbehandlung mit 3mal 200 mg/kg die Wirkung der Nervenstimulation auf etwa 70%, nach 6mal 200 mg/kg auf weniger als 50% vermindert sein. Aber gerade die Vorbehandlung mit 6mal 200 mg/kg (letzte Dosis 16 Std vor dem Versuch) hatte praktisch keinen Einfluß auf die neuro-humorale Transmission, während die Vorbehandlung mit 3mal 200 mg/kg (letzte Dosis 4 Std vor dem Versuch) zu einer starken Verminderung der Wirkung der zervikalen Sympathicusstimulation auf die Nickhaut führte. Angesichts dieser erheblichen Diskrepanz zwischen dem Ersatz von Noradrenalin durch den schwächer wirksamen Ersatztransmitter und den funktionellen Auswirkungen stellte sich die Frage, ob die beiden Amine durch Nervenstimulation in den gleichen Proportionen freigesetzt werden, in denen sie in den Organen, oder genauer in deren sympathischen Nervenendigungen, gespeichert werden. Die Untersuchungen an der isoliert durchströmten Milz haben gezeigt, daß trotz verschiedener Gesamtdosis, verschiedener Vorbehandlungsdauer und verschiedenen zeitlichen Abstands zwischen letzter verabreichter Dosis und akutem Versuch das α-Methylnoradrenalin/Noradrenalin-Verhältnis, das in der Perfusionsflüssigkeit nach Nervenstimulation bestimmt wurde, mit demjenigen der entsprechenden Gewebshomogenate übereinstimmt. Es kann also die Diskrepanz zwischen den biochemischen und funktionellen Befunden nicht dadurch erklärt werden, daß unter den verschiedenen Versuchsbedingungen eine Prädilektion für die Freisetzung des einen oder des anderen Amins besteht. Wohl zeigen die Resultate nach Vorbehandlung von 6mal 200 mg/kg eine leichte Bevorzugung der Freisetzung von Noradrenalin, aber diese geringgradige Prädilektion würde in keiner Weise ausreichen, um die funktionelle Diskrepanz zu erklären. Außerdem ist der Unterschied statistisch nicht einmal gesichert ($P > 0,05$).

Ein wesentlicher weiterer Faktor, der für die Interpretation der Wirkung von α-Methyldopa von Bedeutung ist, ist das Auftreten einer Überempfindlichkeit auf Noradrenalin. Die Entwicklung dieser Überempfindlichkeit scheint weniger von der Dosis als von der Dauer der Vorbehandlung abhängig zu sein, da sie nur nach 3tägiger Vorbehandlung ausgeprägt auftrat. Da nach allen Vorbehandlungsarten, unabhängig von Dauer und totaler Dosis, bei denen die letzte Dosis α-Methyldopa 4 Std vor dem Versuch gegeben wurde, eine normale Empfindlichkeit auf Noradrenalin nachgewiesen wurde, muß ein Mechanismus postuliert werden, der der erhöhten Empfindlichkeit entgegenwirkt. Es scheint, daß nach Verabreichung von α-Methyldopa der Mechanismus der Überempfindlichkeit auf Noradrenalin für mehrere Stunden unterdrückt wird. Die Zeit, während der die Überempfindlichkeit auf Noradrenalin unterdrückt ist, hängt offenbar auch von der verabreichten Dosis α-Methyldopa ab, da 16 Std nach der letzten von 6 Dosen von 200 mg/kg die Empfindlichkeit geringer war als nach der entsprechenden Behandlung mit 100 mg/kg. Die einfachste Erklärung wäre wohl die, daß α-Methyldopa selbst einen α-adrenolytischen oder unspezifischen spasmolytischen Effekt hat. Dagegen spricht aber, daß in akuten Experimenten weder die Wirkung der Sympathicusstimulation noch diejenige injizierten Noradrenalins auf die Nickhaut durch Infusion von α-Methyldopa abgeschwächt werden konnte [150]. Auch dessen Dekarboxylierungsprodukt α-Methyldopamin kommt für eine derartige Wirkung kaum in Frage, da die kombinierte Behandlung mit α-Methyldopa und Disulfiram, die zur Anreicherung von α-Methyldopamin führt, mit einer starken Überempfindlichkeit auf Noradrenalin einhergeht [332].

Wenn man die adrenerge neuro-humorale Übertragung in der Nickhaut der Katze als Modell für die kardiovasculäre Regulation durch die Sympathicusaktivität beim Menschen anerkennt, so erscheint es auf Grund unserer Untersuchungen wenig wahrscheinlich, daß die Bildung eines weniger wirksamen falschen Transmitters in den peripheren sympathischen Neuronen allein für die antihypertensive Wirkung von α-Methyldopa verantwortlich sein kann. Der Ersatz von Noradrenalin durch α-Methylnoradrenalin ist, wenigstens an der Nickhaut der Katze, von einer Überempfindlichkeit auf Noradrenalin begleitet. Nur wenn die Überempfindlichkeit durch einen vorderhand noch unbekannten Mechanismus unterdrückt wird, tritt die erwartete Abschwächung der Wirkung der Sympathicusstimulation durch die Freisetzung des falschen, weniger wirksamen Transmitters zutage. Bis jetzt liegt erst eine einzige Publikation vor, in der die pressorische Wirkung von α-Methylnoradrenalin mit derjenigen von Noradrenalin am Menschen verglichen und als schwächer befunden wurde [239]. Über das Ausmaß des Ersatzes von Noradrenalin durch α-Methylnoradrenalin beim Menschen bei üblicher therapeutischer Dosierung liegen keine Untersuchungen vor. Wohl fanden Muscholl u. Rahn [250], daß im Urin von Patienten nach einmaliger Verabreichung von α-Methyldopa die Ausscheidung von Noradrenalin parallel zum Anstieg von α-Methylnoradrenalin abnahm. Aber sogar eine zeitliche Korrelation zwischen dem Ansteigen der α-Methylnoradrenalinausscheidung und der hypotensiven Wirkung würde nach den Ergebnissen unserer Untersuchungen keinen Schluß auf eine kausale Beziehung erlauben.

In diesem Zusammenhang ist erwähnenswert, daß α-Methyldopa zwar einerseits am wachen Hund eine eindeutige hypotensive Wirkung zeigt [121, 130], daß andererseits aber die pressorische Wirkung äquimolarer Mengen von i. v. verabreichtem α-Methylnoradrenalin und Noradrenalin identisch ist [173].

Obgleich α-Methyldopa im Tierversuch zur Bildung eines falschen Transmitters führt, der das fehlende Noradrenalin mehr oder weniger stöchiometrisch ersetzt [150, 211, 221, 249, 300] und der zusammen mit Noradrenalin in den gleichen Proportionen durch Nervenstimulation freigesetzt wird, in denen die beiden Amine in den Nervenendigungen gespeichert sind [150, 249], so müssen jedoch für die hypotensive Wirkung noch andere Faktoren in Betracht gezogen werden. Verschiedene in neuester Zeit erschienene Mitteilungen scheinen dafür zu sprechen, daß die hypotensive Wirkung von α-Methyldopa zu einem beträchtlichen Teil zentral bedingt ist [40, 156]. Aber auch die nach Vorbehandlung mit α-Methyldopa an Katzen [150] und Kaninchen [127] regelmäßig zu beobachtende Noradrenalin-Unterempfindlichkeit des Schrittmachers des Herzens könnte zur hypotensiven Wirkung beitragen.

2. 5-Hydroxydopa

Im Rahmen der Untersuchung von Aminosäuren, die auf Grund ihrer chemischen Konstitution als potentielle metabolische Vorstufen adrenerger Ersatztransmitter angesehen wurden, fanden wir, daß 5-Hydroxydopa (3,4,5-Trihydroxyphenylalanin) den Noradrenalingehalt peripherer sympathisch innervierter Organe verschiedener Species senkt, während im Gehirn der Noradrenalingehalt nur unbedeutend vermindert wird [331]. Diesen Befunden entsprechend zeigten die mit 5-Hydroxydopa vorbehandelten Tiere keine Veränderungen des Verhaltens, insbesondere keine Sedation [331, 333].

In den folgenden Untersuchungen wurde unsere Hypothese der Bildung adrenerger Ersatztransmitter bestätigt. Im Gegensatz zur Vorbehandlung mit α-Methyldopa fand sich nicht nur ein einziger, sondern eine ganze Reihe adrenerger Ersatztransmitter.

a) Senkung des Noradrenalingehaltes peripherer sympathisch innervierter Organe

Wie aus Tabelle 1 hervorgeht, führte die Vorbehandlung von Katzen mit 3mal 200 mg/kg 5-Hydroxydopa (die Einzeldosen wurden 28, 20 und 4 Std vor der Entnahme der Organe verabreicht) zu einer starken Senkung

Tabelle 1. *Wirkung der Vorbehandlung mit 5-Hydroxydopa auf den Noradrenalingehalt sympathisch innervierter Organe*

Organ	Noradrenalingehalt		% Kontrollen
	Kontrollen	5-Hydroxydopa 3mal 200 mg/kg i.p.	
Herz	2,08 ± 0,15 µg/g	0,09 ± 0,04 µg/g	5%
Milz	4,32 ± 0,72 µg/g	0,13 ± 0,07 µg/g	3%
Nickhaut	0,50 ± 0,03 µg/Organ	0,06 ± 0,02 µg/Organ	12%
Iris	0,52 ± 0,03 µg/Organ	0,09 ± 0,03 µg/Organ	16%

des Noradrenalingehaltes in einer Reihe von Organen. Die Verminderung des Noradrenalingehaltes in Iris (12% unbehandelter Kontrollen) und Nickhaut (16%) war weniger ausgeprägt als diejenige in Herz (5%) und Milz (3%). Dieser Unterschied wurde noch deutlicher, wenn die Vorbehandlung mit 3mal 50 mg/kg 5-Hydroxydopa durchgeführt wurde, was zu einer Verminderung des Noradrenalingehaltes im Herzen auf 35%, in der Milz auf 22%, in Iris und Nickhaut hingegen nur auf 95% bzw. 80% führte.

b) Untersuchungen an der Nickhaut

Die Vorbehandlung mit 3mal 200 mg/kg führte, wie Abb. 17 zeigt, zu einer starken Verminderung der durch Sympathicusstimulation hervorgerufenen Nickhautkontraktion. Um die Möglichkeit einer partiellen Ganglienblockierung als Ursache des verminderten Effektes der Sympathicusstimulation auszuschließen, wurde in einigen Experimenten die Wirkung der prä- und postganglionären Stimulation verglichen und dabei kein Unterschied gefunden.

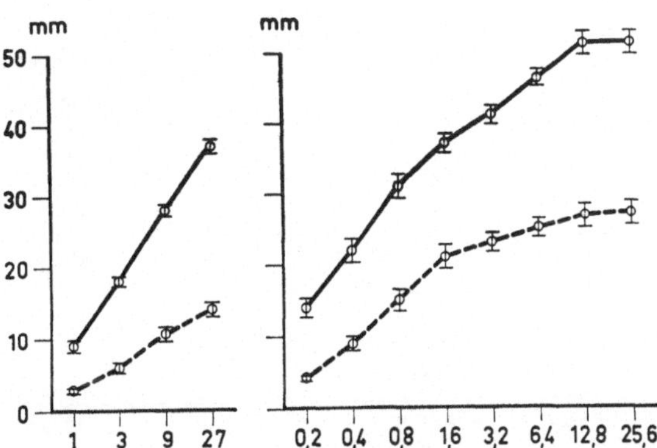

Abb. 17. Wirkung der Vorbehandlung mit 5-Hydroxydopa (3mal 200 mg/kg i. p.) auf die durch Sympathicusstimulation hervorgerufene Nickhautkontraktion (links: Stimuluszahl-Wirkungskurve; rechts: Frequenz-Wirkungskurve). ○—○ = Kontrollen. ○- - -○ = 5-Hydroxydopa

Die Dosis-Wirkungskurve von i. v. injiziertem Noradrenalin unterschied sich bei vorbehandelten Tieren nicht signifikant ($P > 0{,}05$) von derjenigen unbehandelter Kontrollen (Abb. 18).

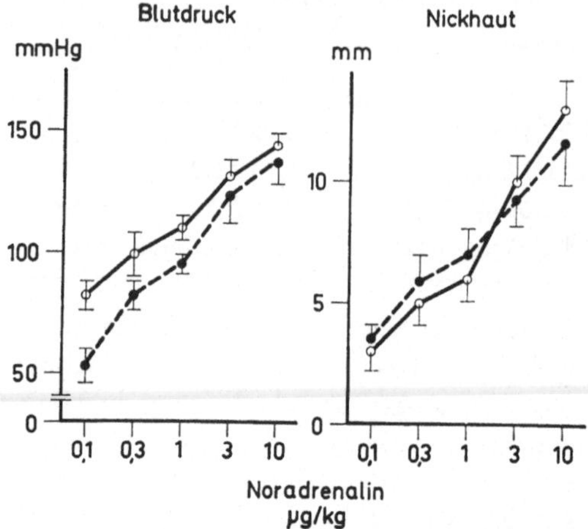

Abb. 18. Wirkung von i. v. injiziertem Noradrenalin auf Blutdruck und Nickhaut von Spinalkatzen. ○—○ = Kontrollen. ●- - -● = 5-Hydroxydopa (3mal 200 mg/kg i. p.)

Auch wenn andere Dosierungsschemen gewählt wurden und die letzte Dosis von 5-Hydroxydopa 16 bis 20 Std vor dem Versuch gegeben wurde, trat nie eine Überempfindlichkeit auf Noradrenalin auf.

c) Untersuchungen an der isoliert durchströmten Milz

Wie Abb. 19 zeigt, wurde der Noradrenalin output (gesamte Menge des im venösen Efflux als Folge der Sympathicusstimulation erscheinenden Nor-

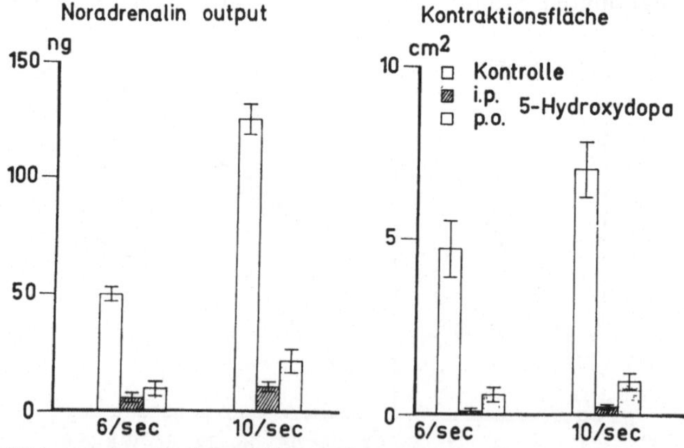

Abb. 19. Wirkung der Vorbehandlung mit 5-Hydroxydopa (3mal 200 mg/kg i. p. und 3mal 400 mg/kg p. o.) auf den Noradrenalin output (gesamte Noradrenalinmenge, die nach Stimulation der Milznerven während 10 sec mit einer Frequenz von 6/sec oder 10/sec im venösen Effluent erscheint) und Kontraktion (Kontraktionsfläche) der isoliert durchströmten Milz

adrenalins) durch die Vorbehandlung mit 5-Hydroxydopa sehr stark vermindert, und dementsprechend war der kontraktile Effekt der Sympathicusstimulation auf die Milz (Kontraktionsfläche) sehr stark abgeschwächt.

Bei Milzpräparaten von Kontrolltieren ist die pressorische Aktivität im venösen Efflux, die biologisch an der „pithed rat" bestimmt wird, ausschließlich durch Noradrenalin bedingt [336]. Die in den folgenden Untersuchungen nachgewiesenen Metabolite von 5-Hydroxydopa, die als falsche Transmitter wirken, sind an der kokainisierten „pithed rat" alle mehr als 5000mal schwächer wirksam als Noradrenalin, so daß ihr Beitrag zur pressorischen Aktivität vernachlässigt werden kann. Somit ist auch hier die Bezeichnung Noradrenalin output gerechtfertigt.

d) Chromatographische Analyse der in Milz und Herz nachweisbaren Amine nach Vorbehandlung mit 5-Hydroxydopa

Die chromatographische Analyse (n-Butanol/1N HCl) der aus Herz- und Milzhomogenaten von Kontrolltieren isolierten Catechinamine ergab große Mengen Noradrenalin, kleine Mengen Dopamin und gelegentlich Spuren von Adrenalin (Abb. 20). Nach Vorbehandlung mit 5-Hydroxydopa war die

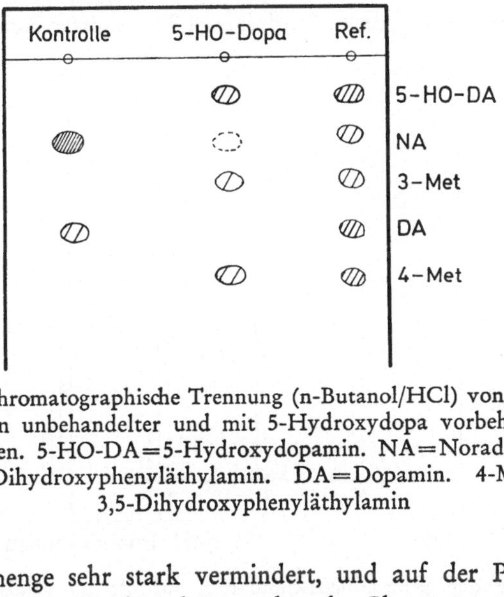

Abb. 20. Papierchromatographische Trennung (n-Butanol/HCl) von Aminen, die aus Milzhomogenaten unbehandelter und mit 5-Hydroxydopa vorbehandelter Katzen extrahiert wurden. 5-HO-DA=5-Hydroxydopamin. NA=Noradrenalin. 3-Met= 3-Methoxy-4,5-Dihydroxyphenyläthylamin. DA=Dopamin. 4-Met=4-Methoxy-3,5-Dihydroxyphenyläthylamin

Noradrenalinmenge sehr stark vermindert, und auf der Position von 5-Hydroxydopamin fand sich nach Besprühen der Chromatogramme mit 0,1% Kaliumferricyanid in 5%iger wäßriger Äthylendiamin-Lösung eine bläuliche Fluorescenz. Zwei weitere schwach-bläulich fluorescierende Flecken fanden sich auf der Position von 3-Methoxy-4,5-dihydroxyphenyläthylamin und 4-Methoxy-3,5-dihydroxyphenyläthylamin.

Die chromatographische Analyse sowohl in n-Butanol/HCl als auch in Phenol/HCl war nicht völlig befriedigend, da beträchtliche Verluste an 5-Hydroxydopamin (wahrscheinlich durch oxydative Zerstörung) auftraten. Auch ein Nachweis der β-hydroxylierten Metabolite war nicht möglich. Sie zeigten nämlich noch niedrigere RF-Werte als 5-Hydroxydopamin, das selbst nach mehr als 35stündiger Entwicklung der Chromatogramme direkt vor der Salzfront lag.

Auch die Acetylierung, die für die Trennung der markierten Amine sehr gute Voraussetzungen schuf, brachte hier keine weiteren Fortschritte. Nach der Acetylierung sind nämlich die Fluorescenz- und Farbreaktionen, die im Verhältnis zu den Catechinaminen schon bei den genuinen Aminen relativ schwach ausfallen, noch weiter abgeschwächt, so daß ein Nachweis kleiner Mengen nicht mehr möglich ist.

e) Freisetzung von 5-Hydroxydopamin und seiner O-methylierten und/oder β-hydroxylierten Metabolite als sympathische Transmitter

Da es sich schon als äußerst schwierig erwies, 5-Hydroxydopamin und seine möglichen Metabolite in Herz- und Milzhomogenaten nachzuweisen, wäre es unmöglich gewesen, auf direktem chromatographischen Wege zu entscheiden, ob diese Amine auch als adrenerge Transmitter freigesetzt werden.

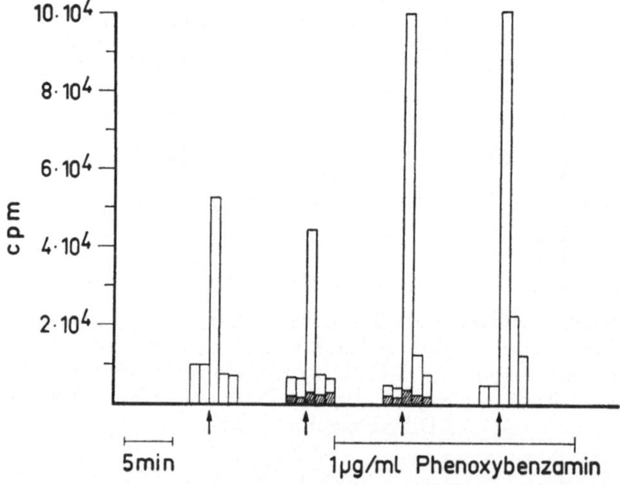

Abb. 21. Wirkung der Sympathicusstimulation auf die im venösen Effluent der isoliert durchströmten Milz der Katze erscheinende Radioaktivität. Die Tiere erhielten 2 Std vor dem Versuch 0,7 mc/kg [³H]5-Hydroxydopamin i. v. Die Milznerven wurden in Intervallen von 8 min während 15 sec mit einer Frequenz von 10/sec stimuliert. Das venöse Effluent wurde in Fraktionen von 1 min gesammelt. In den Stimulationsperioden 2 und 3 wurde die Radioaktivität in saure (schraffierte Säulen) und basische (offene Säulen) Anteile aufgetrennt

Es wurden daher in einer weiteren Reihe von Versuchen Katzen mit 1 mg/kg | ³H | 5-Hydroxydopamin (markiert am α- und β-C-Atom der Seitenkette) vorbehandelt. 2 bis 3 oder 20 Std nach i. v. Verabreichung wurden die Milzen isoliert und perfundiert. Die Milznerven wurden mit einer Frequenz von 10/sec während 15 sec stimuliert und der venöse Efflux in Fraktionen von 60 sec gesammelt. Wie Abb. 21 zeigt, bewirkte die Nervenstimulation eine starke Zunahme der Radioaktivität im venösen Efflux. Diese Zunahme war fast ausschließlich durch die Vermehrung der Aminfraktion bedingt. Durch Zusatz von Phenoxybenzamin zur Perfusionslösung konnte die Aminmenge noch weiter vermehrt werden, wie das auch für den physiologischen Transmitter Noradrenalin durch Hemmung der Wiederaufnahme der Fall ist [149, 338].

Die radiochromatographische Analyse der Amine, die 2 Std nach i. v. Injektion von | ³H | 5-Hydroxydopamin nachweisbar waren, zeigte, daß sowohl nach direkter Chromatographie in n-Butanol/HCl als auch nach Acetylierung und Entwicklung der Chromatogramme in einem Petroläther-System [199] die Hauptaktivität auf der Position von 5-Hydroxydopamin zu finden war. Als weitere Metabolite wurden identifiziert (Abb. 22) die O-methylierten Verbindungen 3-Methoxy-4,5-Dihydroxyphenyläthylamin, 4-Methoxy-3,5-Dihydroxyphenyläthylamin, 3,4-Dimethoxy-5-Hydroxyphenyläthylamin sowie die β-hydroxylierten Derivate von 5-Hydroxydopamin und 4-Methoxy-3,5-Dihydroxyphenyläthylamin. 20 Std nach i. v. Verab-

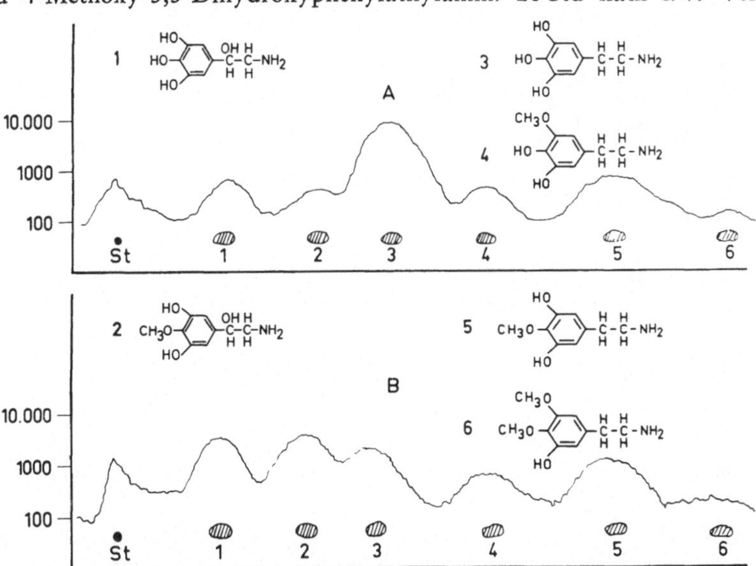

Abb. 22. Radiochromatogramme (Petroläther, n-Butanol, H₂O) acetylierter Amine, die aus Milzhomogenaten von Katzen extrahiert wurden, denen 2 (A) oder 20 (B) Std vor der Entnahme der Organe 0,7 mc/kg [³H]5-Hydroxydopamin i. v. verabreicht worden war

reichung von |³H|5-Hydroxydopamin wurden die gleichen Metabolite gefunden, nur bestand regelmäßig eine deutliche Vermehrung der β-hydroxylierten Derivate auf Kosten von 5-Hydroxydopamin. Die Menge von 3,4-Dimethoxyphenyläthylamin war sowohl nach 2 als auch nach 20 Std regelmäßig sehr klein. Manchmal war dieser Metabolit überhaupt nicht nachweisbar (Abb. 23). Auch die Menge des β-hydroxylierten Derivates von 4-Methoxy-3,5-Dihydroxyphenyläthylamin war recht unregelmäßig. Erwartungsgemäß konnte durch Vorbehandlung der Tiere mit Diäthyldithiocarbamat [*186, 335*], einem Hemmer der Dopamin-β-Hydroxylase, die Bildung der beiden β-hydroxylierten Metabolite vollständig unterdrückt werden.

An Katzen, die durch selektive Zerstörung der sympathischen Nervenendigungen durch 6-Hydroxydopamin chemisch sympathektomiert worden waren [*343, 346*], fanden sich 20 Std nach Injektion von |³H|5-Hydroxydopamin keine Amine mehr in den Organen, während 2 Std nach Vorbehandlung kleine Mengen von 5-Hydroxydopamin und dessen O-methylierte Metabolite vorhanden waren, was darauf hinweist, daß die O-Methylierung im Gegensatz zur β-Hydroxylierung extraneuronal stattfindet.

Wurde die Perfusionsflüssigkeit der isoliert durchströmten Milz vor Beginn der Nervenstimulation gesammelt, so fanden sich kleine Mengen von 5-Hydroxydopamin, 3-Methoxy-4,5-Dihydroxyphenyläthylamin und 4-Methoxy-3,5-Dihydroxyphenyläthylamin (Abb. 23). β-Hydroxylierte Meta-

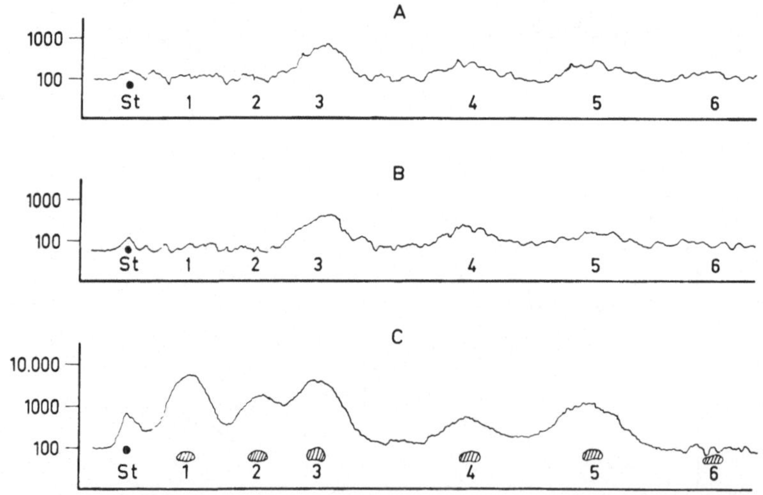

Abb. 23 A—C. Radiochromatogramme acetylierter Amine, die aus Perfusionsflüssigkeit und Milzhomogenat 20 Std nach i. v. Verabreichung von 0,7 mc/kg [³H]5-Hydroxydopamin isoliert wurden. A=Milzperfusat, gesammelt vor Sympathicusstimulation. B=Perfusat, gesammelt während starker Kontraktion der Milz durch intraarterielle Injektion von 1 μg Angiotensin. C=Perfusat, gesammelt während kontinuierlicher Stimulation mit einer Frequenz von 10/sec

bolite waren nie nachweisbar, auch nicht nach extremer Kontraktion der Milz durch intraarterielle Injektion von 1—2 µg Angiotensin, was zu keiner oder einer nur unbedeutenden Zunahme von 5-Hydroxydopamin und dessen O-methylierten Metaboliten führt. Das beweist, daß die nach Sympathicus-stimulation in der Perfusionsflüssigkeit erscheinenden großen Mengen von 5-Hydroxydopamin sowie seiner β-hydroxylierten und O-methylierten Metabolite nicht das Resultat einer passiven Ausquetschung der Amine aus extraneuronalen Räumen sind, sondern tatsächlich aus den sympathischen Nervenendigungen freigesetzt werden.

In weiteren Versuchen wurde abgeklärt, ob auch | ³H | 5-Hydroxydopamin und seine Metabolite zusammen mit dem Rest des physiologischen Transmitters Noradrenalin durch Nervenstimulation im gleichen Mengenverhältnis in die Perfusionsflüssigkeit freigesetzt werden, in dem sie in den sympathischen Nerven der Milz gespeichert sind. Aus Abb. 24 ist ersichtlich, daß das auch hier, analog zu den Versuchen mit α-Methyldopa, der Fall ist.

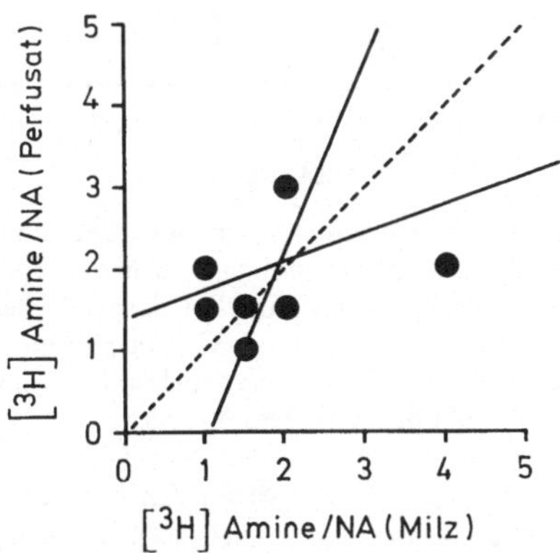

Abb. 24. Korrelation zwischen dem Verhältnis von [³H]Aminen zu Noradrenalin im venösen Effluent und im Milzhomogenat. 6 Std vor dem Versuch erhielten die Katzen 3 mg/kg [³H]5-Hydroxydopamin i. v. Die Milznerven wurden während 30 sec mit einer Frequenz von 10/sec stimuliert, das Perfusat wurde vom Beginn der Stimulation an während 2 min gesammelt

f) Direkte und indirekte sympathicomimetische Wirkung von 5-Hydroxydopamin und seiner O-methylierten Metabolite

Die sympathicomimetische Wirkung von 5-Hydroxydopamin und seiner Metabolite wurde mit derjenigen von Noradrenalin an Nickhaut und isoliert durchströmter Milz verglichen. Um zu entscheiden, ob dieser sympathico-mimetische Effekt auf einer Freisetzung von Noradrenalin aus den sympathischen Nervenendigungen beruht oder aber auf einer direkten Wirkung auf die adrenergen Receptoren, wurde die Wirkung an normalen Kontroll-

3*

tieren mit derjenigen an Reserpin-vorbehandelten verglichen. Zur praktisch vollständigen Entleerung der Noradrenalinspeicher wurde 1 mg/kg Reserpin i. p. 24 Std vor dem Versuch verabreicht. Wie aus Abb. 25 hervorgeht, wurde

Kontraktion der Nickhaut der Katze

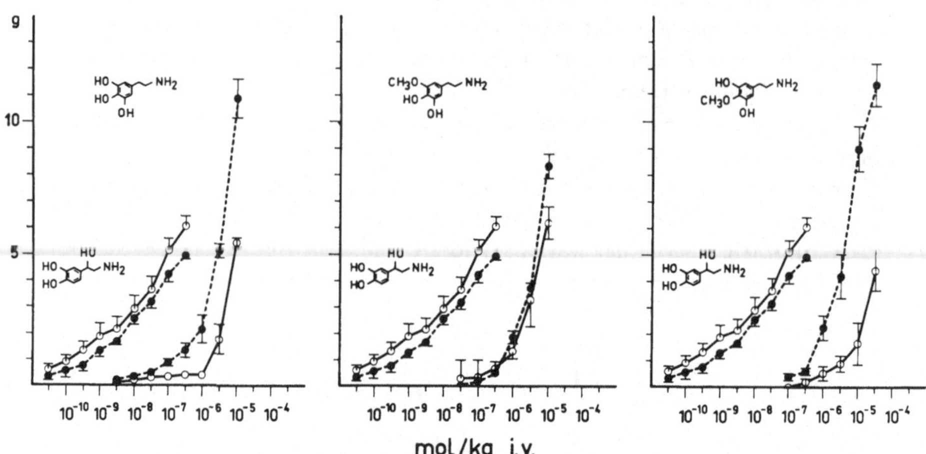

Abb. 25. Vergleich der sympathicomimetischen Wirkung von 5-Hydroxydopamin, 4-Methoxy-3,5-Dihydroxyphenyläthylamin und 3-Methoxy-4,5-Dihydroxyphenyläthylamin mit derjenigen von Noradrenalin. Bei diesen Untersuchungen wurde die Nickhautkontraktion isometrisch bei einer Grundspannung von 4 g gemessen. ●- - -● =unbehandelte Katzen. ○—○=vorbehandelt mit Reserpin (1 mg/kg 24 Std vor dem Versuch)

die Dosis-Wirkungskurve aller untersuchten Amine durch die Reserpin-Vorbehandlung mehr oder weniger stark nach rechts verschoben. Ein genauer Vergleich der Wirksamkeit der verschiedenen Amine mit derjenigen von Noradrenalin ist nicht möglich, da die Dosis-Wirkungskurven nicht parallel verlaufen, doch ist an reserpinisierten Tieren die Wirkung aller untersuchten Amine mindestens 500mal schwächer als diejenige von Noradrenalin. Das ist von wesentlicher Bedeutung, weil für ihre Funktion als Transmitter nur die direkte Wirkung auf das Erfolgsorgan ins Gewicht fällt.

An der isoliert durchströmten Milz der Katze wurde die Wirkung der verschiedenen Metabolite mit derjenigen von Noradrenalin derart verglichen, daß äquimolare Dosen bestimmt wurden, die bei intraarterieller Injektion einen Druckanstieg von 20—30 mm Hg bewirkten. Dieses Vorgehen mußte gewählt werden, weil es am Milzpräparat nicht möglich ist, vollständige Dosis-Wirkungskurven reproduzierbar zu bestimmen. Im weiteren zeigte die relative Wirkung auf den vaskulären Widerstand und das Volumen der Milz große individuelle Variationen. Die auf diese Weise bestimmte relative Wirkung der Amine kann damit höchstens als grobe Schätzung angesehen wer-

den. Allerdings waren alle als Transmitter freigesetzten Amine am Milzpräparat reserpinisierter Tiere mindestens 1000mal weniger wirksam als
Noradrenalin, was auch bei ungenauer Bestimmung der relativen Aktivität
zur Sicherstellung einer viel geringeren Wirksamkeit gegenüber dem physiologischen Transmitter genügt.

g) Elektronenmikroskopische Lokalisierung von 5-Hydroxydopamin

Während die Verminderung des Noradrenalingehaltes durch Reserpin
elektronenoptisch mit einem Verschwinden des osmiophilen Materials aus
den Vesikeln der sympathischen Nervenendigungen einhergeht [*64, 165,
259, 285, 345*], führte die Vorbehandlung mit 5-Hydroxydopa und die
damit verbundene Senkung des Noradrenalingehaltes in allen untersuchten
Organen der Katze zu einer prallen Füllung der Vesikel der adrenergen
Nervenendigungen mit stark osmiophilem Material [*343, 345*]. Wie Abb. 26

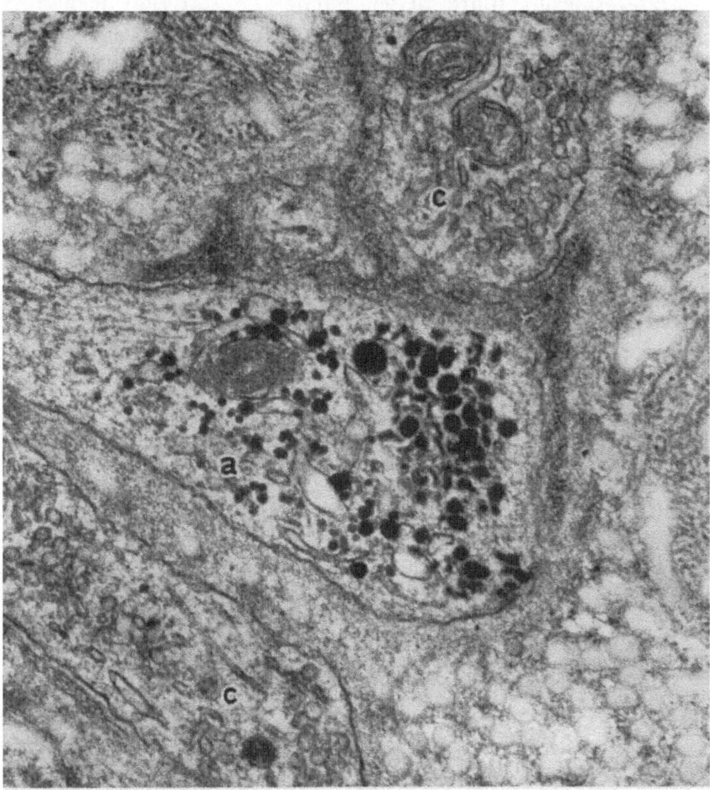

Abb. 26. Elektronenmikroskopische Aufnahme adrenerger (a) und cholinerger (c)
Nervenendigungen in der Iris der Katze nach Vorbehandlung mit 5-Hydroxy-
dopamin. Der Noradrenalingehalt war in diesen Versuchen auf unmeßbare Werte
gesenkt

zeigt, bleiben die Vesikel der cholinergischen Nervenendigungen, die z. B. in Iris und Vas deferens direkt neben adrenergen Nervenendigungen liegen [342, 344, 345], leer. Eine gleichartige Anreicherung von stark osmiophilem Material in den Vesikeln der adrenergen Nerven konnte auch schon wenige Minuten nach i. v. Injektion von 10 mg/kg 5-Hydroxydopamin beobachtet werden [345]. Da 5-Hydroxydopamin mit dem für die elektronenmikroskopischen Untersuchungen als Fixierungsmittel verwendeten Glutaraldehyd ausfällt und auch Osmiumtetroxyd augenblicklich reduziert, darf es als gesichert gelten, daß die starke Osmiophilität der Vesikel der adrenergen Nervenendigungen durch 5-Hydroxydopamin und möglicherweise z. T. durch seine Metabolite bedingt ist.

Diskussion

Während die Vorbehandlung mit α-Methyldopa zur Bildung eines einzigen Ersatztransmitters führt, dessen biologische Aktivität je nach Species und Organ gleich oder nur 3—5mal weniger wirksam ist als Noradrenalin [147, 150], führte die Vorbehandlung mit 5-Hydroxydopa zur Bildung einer ganzen Reihe falscher Transmitter, die im Verhältnis zu Noradrenalin praktisch unwirksam sind. Auch hier wurden 5-Hydroxydopamin und seine Metabolite zusammen mit dem Rest des physiologischen Transmitters Noradrenalin im gleichen Verhältnis durch Nervenstimulation freigesetzt, in dem sie in der Milz, d. h. deren sympathischen Nervenendigungen, gespeichert sind. Die funktionellen Auswirkungen der Vorbehandlung mit 5-Hydroxydopa sind also vor allem dadurch bedingt, daß der fehlende physiologische Transmitter durch sehr wenig aktive neuro-humorale Überträgersubstanzen ersetzt wird. Entsprechend war die Wirkung der Nervenstimulation auf die Erfolgsorgane sehr stark vermindert, wobei die etwas geringere Abschwächung des Effektes an der Nickhaut damit erklärt werden könnte, daß die Noradrenalinverminderung in diesem Organ auch geringer war als in der Milz.

Ebenfalls im Gegensatz zur Vorbehandlung mit α-Methyldopa bewirkte die Anwesenheit der Ersatztransmitter keine Überempfindlichkeit auf Noradrenalin, die die Substitution durch die weniger aktiven Ersatztransmitter wenigstens partiell wettgemacht hätte.

3. α-Methylmetatyrosin

Gleich wie α-Methyldopa wird auch diese Aminosäure durch Decarboxylierung und β-Hydroxylierung in ein Amin umgewandelt, das in den sympathischen Nervenendigungen gespeichert wird [3, 4, 71, 247, 305, 306, 307, 327, 357]. Da sich gegenüber der Vorbehandlung mit α-Methyldopa und 5-Hydroxydopa keine prinzipiell neuen Gesichtspunkte ergeben, soll die Besprechung nur summarisch erfolgen, und für Einzelheiten sei auf frühere Mitteilungen verwiesen [40, 70, 71, 147, 151, 247, 305, 306, 307].

Das durch Decarboxylierung und β-Hydroxylierung von α-Methyl-metatyrosin entstehende Amin Metaraminol wird in den sympathischen Nervenendigungen gespeichert und ersetzt, gleich wie α-Methylnoradrenalin, mehr oder weniger stöchiometrisch den physiologischen Transmitter Noradrenalin [3, 4, 70, 305, 307]. Noradrenalin und Metaraminol werden im gleichen Mengenverhältnis durch Nervenstimulation freigesetzt, in dem sie in den entsprechenden Organen gespeichert werden [70, 71, 74]. Die Wirkung der Nervenstimulation wird nach partiellem Ersatz des physiologischen Transmitters durch den weniger wirksamen Ersatztransmitter Metaraminol stark abgeschwächt [147, 151], wobei die Abschwächung des Effektes auf das Erfolgsorgan durch die mit der Anwesenheit des falschen Transmitters auftretende Überempfindlichkeit auf Noradrenalin z. T. kompensiert wird [70, 147, 151].

Der Grund, warum α-Methylmetatyrosin keinen Eingang in die Therapie der Hypertonie gefunden hat, liegt wohl darin, daß es bei oraler Applikation schlecht resorbiert wird. Bei parenteraler Verabreichung ist es sogar wirksamer als α-Methyldopa [166, 170].

Im Zusammenhang mit dem Ersatz von Noradrenalin durch Metaraminol als adrenergen Transmitter ist zu erwähnen, daß Metaraminol verbreitet therapeutisch zur Bekämpfung von Schockzuständen verschiedener Genese angewendet wird [5, 91, 138]. Bei Unkenntnis des Wirkungsmechanismus dieses Amins können bei wiederholter Anwendung deletäre Folgen entstehen. Es wird nicht nur die angestrebte Blutdrucksteigerung von Applikation zu Applikation geringer, sondern es kann schließlich der unbeabsichtigte gegenteilige Effekt eintreten, weil die physiologische Blutdruckregulation wegen des Ersatzes von Noradrenalin durch Metaraminol an Wirksamkeit einbüßt. Im Tierversuch jedenfalls ist es möglich, durch wiederholte Applikationen von Metaraminol eine lang dauernde antihypertensive Wirkung zu erzielen [40, 121]. Aber auch beim Menschen konnte nach wiederholter Verabreichung von Metaraminol ein hypotensiver Effekt erzielt werden [70, 73].

V. Bildung von Ersatztransmittern durch Blockierung der normalen Synthese oder des enzymatischen Abbaus des physiologischen Transmitters Noradrenalin

Neben der Verabreichung falscher metabolischer Vorstufen oder des als Ersatztransmitter wirkenden Amins selbst kann auch die Hemmung der Synthese oder des metabolischen Abbaues auf einer bestimmten Zwischenstufe zur Bildung von Ersatztransmittern führen. Es handelt sich dabei um Substanzen, die normalerweise nur kurzlebige Durchgangsstufen oder quantitativ zu vernachlässigende Produkte eines metabolischen Nebenweges sind.

Sie werden unter diesen Bedingungen zu Hauptprodukten, die in den Speichern der sympathischen Nervenendigungen angereichert und als Transmitter freigesetzt werden können.

Im folgenden soll diese Möglichkeit an Hand der Hemmung der Dopamin-β-Hydroxylase und der damit verbundenen Anreicherung von Dopamin sowie der als Folge der Monoaminoxydase-Hemmung auftretenden Anreicherung von Octopamin besprochen werden.

1. Ersatz von Noradrenalin durch Dopamin als adrenergem Transmitter durch Hemmung der Dopamin-β-Hydroxylase

Im peripheren sympathischen Nervensystem ist Dopamin (3,5-Dihydroxyphenyläthylamin) bei den in dieser Hinsicht untersuchten Säugern in nur sehr kleinen Mengen nachweisbar oder liegt sogar unterhalb der Empfindlichkeitsgrenze der verfügbaren Nachweismethoden [53, 303, 330].

Dopamin stellt nur eine kurzlebige Durchgangsstufe in der Synthese des physiologischen Transmitters Noradrenalin dar. Durch Disulfiram wird der letzte Schritt in der Synthese von Noradrenalin, die β-Hydroxylierung von Dopamin, gehemmt [133, 243, 329, 330].

Es war das Ziel der folgenden Untersuchungen, festzustellen, ob es durch Hemmung der Dopamin-β-Hydroxylase zu einer Akkumulation von Dopamin in den sympathischen Nervenendigungen kommt, ob das fehlende Noradrenalin stöchiometrisch durch Dopamin ersetzt wird, ob die beiden Amine in den gleichen Proportionen freigesetzt werden, in denen sie in den sympathischen Nerven gespeichert werden, und welches die funktionellen Auswirkungen des Ersatzes von Noradrenalin durch dessen metabolische Vorstufe Dopamin sind.

a) Beeinflussung des Noradrenalin- und Dopamingehaltes durch Hemmung der Dopamin-β-Hydroxylase

Bei unbehandelten Katzen beträgt der Dopamingehalt in Milz und Herz weniger als 5% desjenigen von Noradrenalin (Tabelle 2). Nach Vorbehand-

Tabelle 2. *Wirkung der Vorbehandlung mit Disulfiram (4mal 400 mg/kg p.o.) auf den Noradrenalin(NA)- und Dopamin(DA)-Gehalt von Milz und Herz der Katze*

	Herz µg/g NA	DA	Milz µg/g NA	DA
Kontrollen ($n=6$)	$2,17 \pm 0,15$	$0,08 \pm 0,01$	$4,32 \pm 0,72$	$0,10 \pm 0,02$
Disulfiram ($n=8$)	$0,71 \pm 0,15$	$0,53 \pm 0,02$	$0,93 \pm 0,16$	$1,04 \pm 0,17$

lung mit 4mal 400 mg/kg Disulfiram (die Einzeldosen wurden p. o. 44, 28, 20 und 4 Std vor der Entnahme der Organe gegeben, eine i. p. Applikation war wegen der starken peritonealen Reizerscheinungen nicht möglich) stieg der Dopamingehalt in beiden Organen beträchtlich an, doch wurde das fehlende Noradrenalin nicht stöchiometrisch ersetzt, wie aus Abb. 27 ersichtlich

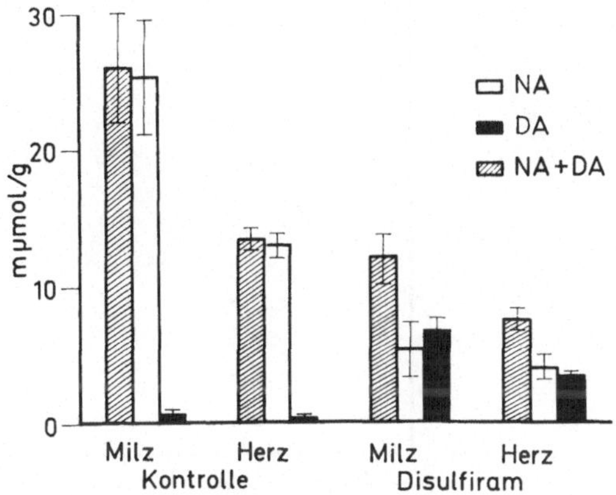

Abb. 27. Wirkung von Disulfiram (4mal 400 mg/kg p. o.) auf den Dopamin- und Noradrenalingehalt von Herz und Milz der Katze

ist. Die Summe von Noradrenalin und Dopamin betrug im Herzen vorbehandelter Katzen nur 56%, in der Milz 44% derjenigen der unbehandelten Kontrollen. Bei Ratten war der Ersatz des fehlenden Noradrenalins durch Dopamin bei gleicher Behandlung sogar noch geringer [*330*].

b) Untersuchungen an der Nickhaut

Die Vorbehandlung mit 4mal 400 mg/kg Disulfiram führte zu einer deutlichen Abschwächung der Wirkung der Sympathicusstimulation auf die Nickhaut der Katze (Abb. 28). Für alle Werte der Stimuluszahl-Wirkungskurve und der Frequenz-Wirkungskurve ist der Unterschied gegenüber unbehandelten Kontrollen statistisch signifikant ($P < 0{,}05$).

c) Untersuchungen an der isoliert durchströmten Milz

In Übereinstimmung mit der Herabsetzung des Noradrenalingehaltes war auch die durch Nervenstimulation im venösen Efflux erscheinende Noradrenalinmenge bei einer Reizfrequenz von 6 und 10/sec signifikant ($P < 0{,}05$) vermindert (Abb. 29). Da die pressorische Wirkung von Dopamin an der kokainisierten „pithed rat" etwa 300—500mal weniger wirksam ist als Noradrenalin, ist es auch hier gerechtfertigt, die pressorische Aktivität in Noradrenalinäquivalenten auszudrücken. Parallel zur Verminderung des

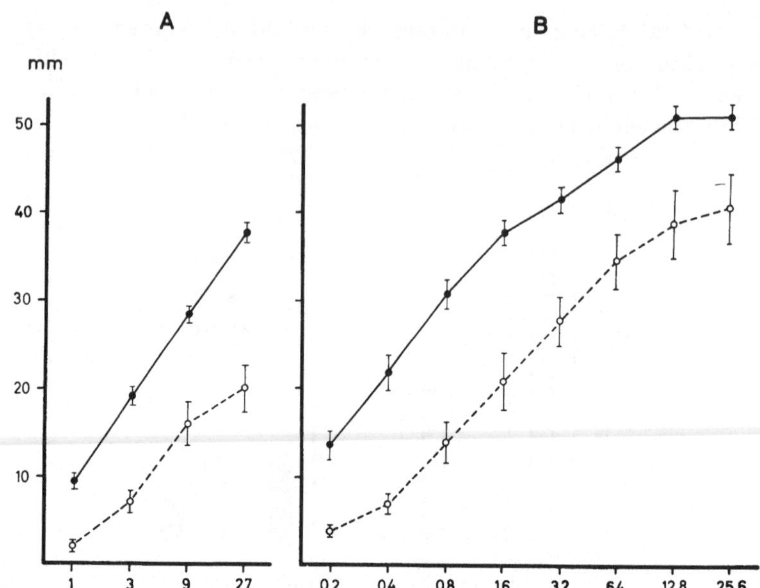

Abb. 28 A—B. Wirkung der Vorbehandlung mit Disulfiram auf die durch Stimulation des cervicalen Sympathicus hervorgerufene Nickhautkontraktion. A=Stimuluszahl-Wirkungskurve. B=Frequenz-Wirkungskurve. ●—●=Kontrollen. ○- - -○ =vorbehandelt mit Disulfiram

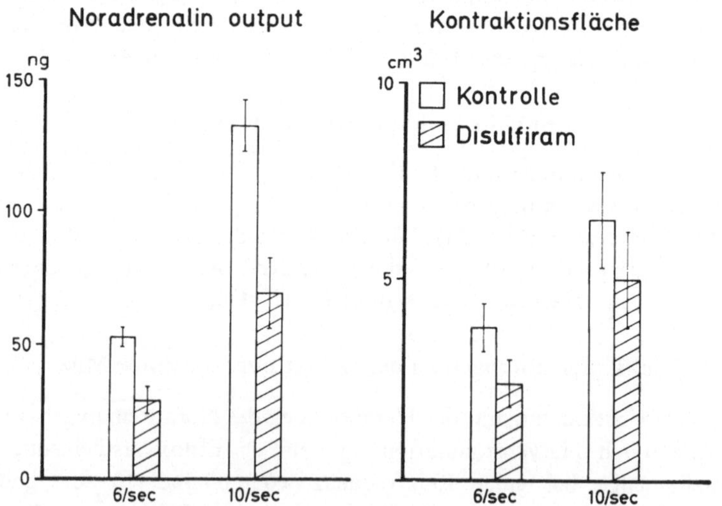

Abb. 29. Wirkung der Vorbehandlung mit Disulfiram (4mal 400 mg/kg p. o.) auf Kontraktion und Noradrenalin output der isoliert durchströmten Milz der Katze. Die postganglionären sympathischen Milznerven wurden in Intervallen von 8 min während 10 sec mit einer Frequenz von 6/sec oder 10/sec stimuliert

Noradrenalin output war auch die kontraktile Antwort der Milz auf Nervenstimulation deutlich abgeschwächt. Allerdings ist die Verminderung des
kontraktilen Effektes nur für die Stimulation mit 6/sec statistisch gesichert
($P < 0,05$).

Die chromatographische Analyse der im Milzhomogenat vorhandenen
und nach Nervenstimulation im Milzperfusat erscheinenden Amine zeigte,
daß nach Vorbehandlung mit Disulfiram neben Noradrenalin auch Dopamin
als adrenerger Transmitter freigesetzt wird (Abb. 30). Auch hier bestätigte

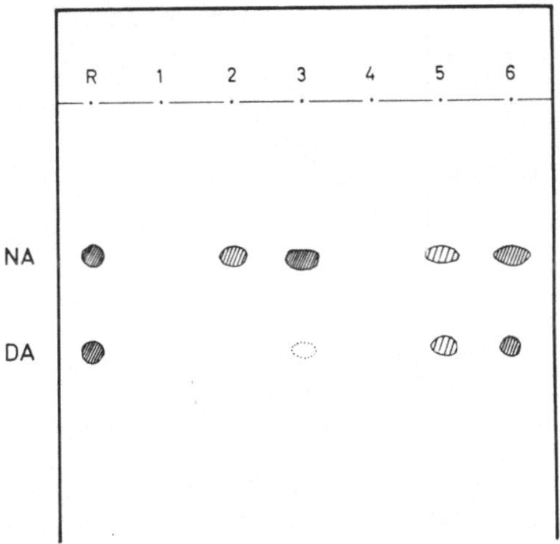

Abb. 30. Papierchromatogramme (n-Butanol/N HCl) von Aminen, die aus Perfusaten und Homogenaten der Katzenmilz isoliert wurden. NA=Noradrenalin.
DA=Dopamin. R=Referenzsubstanzen. 1, 4=Perfusate, die während starker
Kontraktion der Milz durch intraarterielle Injektion von 1 μg Angiotensin gesammelt wurden. 2, 5=Perfusate, die während kontinuierlicher Stimulation der Milznerven mit einer Frequenz von 10/sec gesammelt wurden. 1—3=unbehandelte
Kontrollen. 4—6=Vorbehandlung mit 4mal 400 mg/kg Disulfiram p. o.

sich die bei den Versuchen mit falschen Vorstufen gemachte Beobachtung, daß
Noradrenalin und Dopamin im gleichen Mengenverhältnis freigesetzt werden, in dem sie im Milzgewebe gespeichert sind (Abb. 31).

Daß Noradrenalin und Dopamin praktisch ausschließlich in den sympathischen Nervenendigungen gespeichert werden, geht daraus hervor, daß
14 Tage nach Durchtrennung der postganglionären sympathischen Nerven
(chirurgische Denervation) sowohl der Noradrenalin- als auch der Dopamingehalt hochgradig vermindert oder überhaupt nicht mehr bestimmbar war.

Diskussion

Die Vorbehandlung von Katzen mit dem β-Hydroxylase-Hemmer Disulfiram führte zu einer Anreicherung von Dopamin, der unmittelbaren

metabolischen Vorstufe des physiologischen Transmitters Noradrenalin. Die direkte sympathikomimetische Wirkung (bestimmt an reserpinisierten Katzen) von Dopamin ist an Nickhaut [*104, 113, 353*] und Milz [*327*] ungefähr 30mal kleiner als diejenige von Noradrenalin.

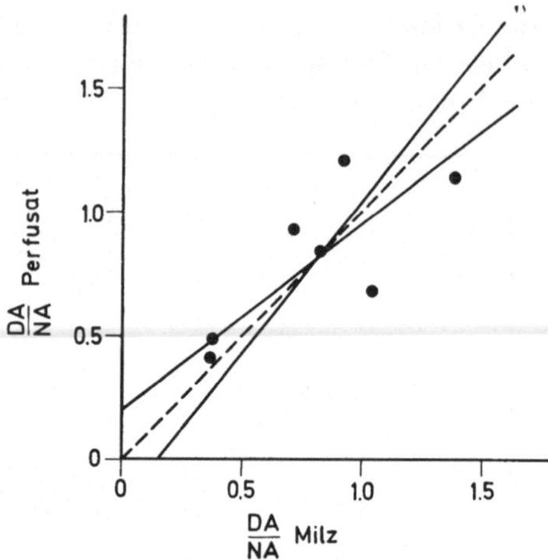

Abb. 31. Korrelation zwischen dem Verhältnis von Dopamin zu Noradrenalin im Perfusat und Homogenat der isoliert durchströmten Milz der Katze. Die Tiere wurden mit 4mal 400 mg/kg p. o. Disulfiram vorbehandelt. Die Milznerven wurden während 2 min kontinuierlich mit einer Frequenz von 10/sec stimuliert. Das venöse Effluent wurde vom Beginn der Stimulation an während 3 min gesammelt. Unmittelbar nach Abschluß der Stimulation wurde die Milz homogenisiert

Die beiden Amine wurden durch Sympathicusstimulation in den gleichen Proportionen freigesetzt, in denen sie in den adrenergen Nerven der Milz gespeichert sind. Den Erwartungen entsprechend war die Wirkung der Sympathicusstimulation auf die Erfolgsorgane abgeschwächt.

Trotz der über 44 Std dauernden Hemmung der Dopamin-β-Hydroxylase kam es weder bei der Katze noch bei der Ratte [*330*] zu einem Absinken des Noradrenalingehaltes auf Werte, die bei vollständiger Blockierung dieser letzten Synthesestufe zu erwarten gewesen wären. Bei der Ratte beträgt die biologische Halbwertszeit des Noradrenalins im Herzen etwa 10 Std [*253*], und es wäre damit bei vollständiger Hemmung der Dopamin-β-Hydroxylase nach 48 Std eine Senkung des Noradrenalingehaltes auf weniger als 5% zu erwarten gewesen. Es scheint also, daß sowohl bei der Ratte als auch bei der Katze die Blockierung der Dopamin-β-Hydroxylase unvollständig war. Zur Zeit steht aber kein besserer Hemmstoff als Disulfiram zur Verfügung.

Obgleich die Vorbehandlung mit Disulfiram zu einem beträchtlichen Ansteigen des Dopamingehaltes in Herz und Milz sowohl der Katze als auch der

Ratte führte, wurde das fehlende Noradrenalin doch nicht stöchiometrisch ersetzt. Das könnte zunächst einmal darauf zurückzuführen sein, daß Disulfiram neben der Hemmung der Dopamin-β-Hydroxylase auch noch mit anderen Stufen der Noradrenalin-Synthese interferiert. Dagegen spricht allerdings, daß Disulfiram wenigstens in vitro weder die Tyrosin-Hydroxylase noch die Dopa-Decarboxylase hemmt [42]. Eine weitere Möglichkeit zur Erklärung des unvollständigen Ersatzes von Noradrenalin durch Dopamin könnte darin bestehen, daß Disulfiram mit den Speichermechanismen der sympathischen Nervenendigungen interferiert. Aber auch diese Interpretation ist unwahrscheinlich, da Disulfiram — zum mindesten bei der Ratte — die Aufnahme von $\mid$ ³H $\mid$ Noradrenalin ins Herz nicht hemmt [133, 243]. Am wahrscheinlichsten ist die Annahme, daß die Affinität von Dopamin zu den Speichern der sympathischen Nervenendigungen geringer ist als diejenige von Noradrenalin. In der Tat wurde durch mehrere Autoren nachgewiesen, daß die Affinität von Dopamin zur mikrosomalen Fraktion sympathisch innervierter Organe verschiedener Species geringer ist als diejenige von Noradrenalin [194, 241, 243, 244]. Die β-Hydroxylgruppe in der Seitenkette der Phenyläthylamine scheint demnach die Affinität zu den Speichergranula zu erhöhen, ohne aber eine absolute Voraussetzung für die Speicherung oder für die Funktion als Transmitter zu sein [241, 329, 330].

2. Bildung eines falschen Transmitters durch Hemmung der Monoaminoxydase

Ähnlich wie die Hemmung der Dopamin-β-Hydroxylase zur Anreicherung von Dopamin in den sympathischen Nervenendigungen führt, kommt es auch nach Hemmung der Monoaminoxydase zur Anreicherung von Aminen in den sympathischen Nervenendigungen, die unter physiologischen Bedingungen kaum oder überhaupt nicht nachweisbar sind und denen auch keine funktionelle Bedeutung zukommt [183, 194, 196, 197].

In den letzten Jahren entwickelten KOPIN u. Mitarb. [194, 196, 197] eine Theorie, in der sie die hypotensive Wirkung, die nach längerer Verabreichung von Monoaminoxydasehemmern eintritt, der Bildung eines falschen Transmitters zuschrieben.

SJOERDSMA u. Mitarb. [308] fanden bereits 1959, daß durch Hemmung der Monoaminoxydase die Ausscheidung von Tyramin im Urin stark zunimmt. Tyramin, das Decarboxylierungsprodukt von Tyrosin, wird unter physiologischen Bedingungen zum größten Teil durch die Monoaminoxydase inaktiviert, für die es ein sehr gutes Substrat ist. KAKIMOTO u. ARMSTRONG [183] zeigten dann, daß nach Hemmung der Monoaminoxydase der β-hydroxylierte Metabolit von Tyramin, Octopamin, in peripheren sympathisch innervierten Organen in beträchtlichen Mengen nachweisbar ist. KOPIN u. Mitarb. fanden, daß die Bildung von Octopamin von der Intaktheit der sympathischen Nervenendigungen abhängt [*196, 197*], und FISCHER u. Mitarb. [*109*] erbrachten schließlich dann den direkten experimentellen Nachweis, daß Octopamin durch Nervenstimulation als falscher Transmitter freigesetzt wird.

Die Hypothese von KOPIN u. Mitarb. [*194, 196, 197*] zur Erklärung der hypotensiven Wirkung der Monoaminoxydasehemmer hat etwas Bestechendes an sich. Es muß aber doch berücksichtigt werden, daß verschiedene als Monoaminoxydasehemmer wirkende Substanzen noch andersartige Wirkungen haben, beispielsweise spasmolytische [*13, 117, 140, 193, 269, 270, 352*], ganglienblockierende [*122, 123, 124, 129, 207*] und indirekte sympathicomimetische [*65, 131, 201, 351*]. Im weiteren blockieren verschiedene Monoaminoxydasehemmer die Noradrenalinaufnahme in die sympathischen Nervenendigungen [*178*], und es liegen auch Befunde vor, die für eine Hemmung der Noradrenalinfreisetzung aus sympathischen Nervenendigungen sprechen [*77, 175*]. Auch ist der Einfluß der Monoaminoxydasehemmer auf den Noradrenalingehalt nicht einheitlich und variiert zudem von Species zu Species [*77, 131, 271, 297, 313*]. Während die meisten Monoaminoxydasehemmer sowohl im Herzen als auch im Gehirn verschiedener Species den Noradrenalingehalt steigern [*139, 263, 264, 270, 272, 314*], führt z. B. die chronische Verabreichung von Nialamid und Pargylin zu einer Senkung des Noradrenalingehaltes in den peripheren sympathisch innervierten Organen der Katze [*77, 297, 327*]. Bei Ratten steigert Pargylin in niedrigen Dosen den Noradrenalingehalt des Herzens, während bei höheren Dosen eine relative Senkung auftritt [*59, 297*]. Neben dem von KOPIN u. Mitarb. [*194, 196, 197*] postulierten Mechanismus der hypotensiven Wirkung der Monoaminoxydasehemmer durch Bildung eines falschen Transmitters stehen damit noch verschiedene andere Deutungsmöglichkeiten offen. Insbesondere verdient die durch VAN ORDEN u. Mitarb. [*360, 361*] auf Grund kombinierter fluorescenzmikroskopischer, elektronenoptischer, biochemischer und funktioneller Untersuchungen dargelegte Erklärungsmöglichkeit Beachtung. Sie konnten überzeugend zeigen, daß einerseits extravesikuläres Noradrenalin durch Nervenstimulation nicht freigesetzt werden kann und daß andererseits die Erhöhung der freien Noradrenalinkonzentration im Axoplasma die Freisetzung des Noradrenalins durch Nervenimpulse aus den granulierten Vesikeln hemmt. Obgleich es völlig unklar ist, auf welche Weise eine erhöhte Noradrenalinkonzentration im Axoplasma die Transmitterfreisetzung aus den Vesikeln hemmen soll, so stellt doch diese Interpretation eine plausiblere Erklärung für die Beeinträchtigung der adrenergen neurohumoralen Transmission dar als die Hypothese der Wirkung über die Bildung eines falschen Transmitters. Denn im allgemeinen wird durch die Monoaminoxydasehemmer der Noradrenalingehalt der Organe gesteigert, und das neugebildete Octopamin ersetzt nicht einen Teil des physiologischen Transmitters, sondern wird noch zusätzlich gespeichert.

VI. Bildung eines adrenergen Ersatztransmitters durch kombinierte Verabreichung einer falschen Vorstufe und Hemmung der Dopamin-β-Hydroxylase

Aus den in Kap. IV und V besprochenen Versuchen geht hervor, daß einerseits die Verabreichung falscher metabolischer Vorstufen, andererseits die Hemmung der Synthese oder des Abbaus zur Bildung von adrenergen Transmittern führen kann, die unter physiologischen Bedingungen überhaupt nicht vorkommen oder aber nur in so kleinen Mengen vorhanden sind, daß sie ohne funktionelle Bedeutung sind.

Im folgenden soll summarisch über eine Kombination dieser beiden Möglichkeiten berichtet werden, nämlich über die Behandlung mit α-Methyldopa bei gleichzeitiger Hemmung der Dopamin-β-Hydroxylase durch Disulfiram. Für Einzelheiten sei auf früher mitgeteilte Resultate verwiesen [332].

Die kombinierte Behandlung mit α-Methyldopa und Disulfiram führt zu einer Anreicherung von α-Methyldopamin in Herz und Milz der Katze [332]. Gleich wie bei Dopamin erfolgt der Ersatz des fehlenden Noradrenalins nicht streng stöchiometrisch, was wiederum am wahrscheinlichsten damit erklärt werden kann, daß die Affinität von α-Methyldopamin zu den Speichergranula der sympathischen Nervenendigungen geringer ist als diejenige von Noradrenalin [194, 241]. Auch bei dieser Art der Vorbehandlung wurde α-Methyldopamin und Noradrenalin im gleichen Mengenverhältnis durch Nervenstimulation in die Perfusionsflüssigkeit der isoliert durchströmten Milz freigesetzt, in dem die beiden Amine in den Milznerven gespeichert sind [332]. Entsprechend der wesentlich geringeren direkten sympathicomimetischen Wirkung von α-Methyldopamin [332] auf die Receptoren der Erfolgsorgane war die Wirkung der Sympathicusstimulation auf Milz und Nickhaut stark abgeschwächt. Durch die gleichzeitig auftretende Überempfindlichkeit der Erfolgsorgane auf Noradrenalin wurde die geringere Wirksamkeit des als Transmitter freigesetzten α-Methyldopamins partiell kompensiert [332].

VII. Allgemeine Diskussion

Aus den in Kap. IV, V und VI beschriebenen Versuchen geht hervor, daß der physiologische Transmitter Noradrenalin auf verschiedenen Wegen durch Transmitter ersetzt werden kann, die unter physiologischen Bedingungen überhaupt nicht vorkommen oder höchstens kurzlebige metabolische Durchgangsstufen ohne funktionelle Bedeutung darstellen. Im weiteren besteht die Möglichkeit, Noradrenalin durch direkte Verabreichung der als falsche Transmitter wirkenden Amine zu ersetzen. Auf diese Möglichkeit wurde nicht näher eingegangen, da die direkte Verabreichung dieser Amine zu einer plötzlichen Freisetzung großer Noradrenalinmengen (indirekter sympathicomimetischer Effekt) und damit unter anderem zu einem starken Blutdruckanstieg führt. Dies schließt eine therapeutische Anwendung als Antihypertensiva aus, obwohl nach der initialen pressorischen Wirkung der erwünschte Effekt eintreten kann [*121*]. Hingegen ist die direkte Anwendung von Phenyläthylaminen dort von Interesse, wo es um die Abklärung der stereochemischen Erfordernisse geht, die erfüllt werden müssen, damit ein Amin in die sympathischen Nervenendigungen aufgenommen, gespeichert und durch Nervenstimulation freigesetzt wird.

In Tabelle 3 sind eine Reihe von Phenyläthylaminen zusammengestellt, die entweder in eigenen Untersuchungen oder in solchen anderer Autoren darauf geprüft wurden, ob sie in die sympathischen Nervenendigungen aufgenommen und durch Nervenstimulation als Transmitter freigesetzt werden. Da alle bis jetzt untersuchten Phenyläthylamine, die als falsche Transmitter wirken, auch in der mikrosomalen Fraktion der Homogenate sympathisch innervierter Gewebe angereichert werden, wurden auch diese Befunde, soweit verfügbar, in die Tabelle eingeschlossen.

Es geht aus dieser Zusammenstellung hervor, daß eine ganze Reihe von Phenyläthylaminen, wie Tyramin, α-Methyltyramin und Amphetamin, die starke indirekte Sympathicomimetica sind [*45, 112, 146, 350*], weder in der mikrosomalen Fraktion angereichert werden noch als falsche Transmitter wirken. Ihre indirekte sympathicomimetische Wirkung durch Freisetzung von Noradrenalin ist wohl kein absoluter Beweis für ihre Aufnahme in die Nervenendigungen, aber doch ein starker Hinweis. Für einzelne dieser Amine, die nicht als falsche Transmitter wirken, wurde jedoch der direkte Nachweis ihrer Aufnahme [*179, 180*] in die sympathischen Nervenendigungen erbracht, oder es wurde zumindest gezeigt, daß sie nur dann Noradrenalin freisetzen, wenn die für ihren aktiven Transport durch die Zellmembran notwendigen Voraussetzungen erfüllt sind [*341*].

Die Aufnahme in die sympathischen Nervenendigungen ist zwar eine unerläßliche Vorbedingung für die Funktion als Ersatztransmitter, aber sie allein genügt nicht. Auf Grund der vorliegenden Untersuchungen scheint die Anreicherung in den Speichergranula, die in der mikrosomalen Fraktion enthalten sind, eine zweite, und zwar ebenso entscheidende Vorbedingung zu sein. Aus Tabelle 3 geht hervor, daß nur diejenigen Phenyläthylamine als Ersatztransmitter wirken, die entweder mindestens eine Ringhydroxylgruppe und eine β-Hydroxylgruppe oder mindestens zwei Ringhydroxylgruppen besitzen. Nach Kopin [*194*] und Potter [*278*] scheint auch schon eine Hydroxylgruppe in β-Stellung der Seitenkette zu genügen, um die Aufnahme in die mikrosomale Fraktion und die Funktion als Ersatztransmitter zu gewährleisten.

Neben den Phenyläthylaminderivaten scheinen auch noch andere Substanzen in die sympathischen Nervenendigungen aufgenommen und durch Nervenstimulation freigesetzt zu werden [*35, 38, 61, 67, 195*]. So wurde

Tabelle 3. *Beziehungen zwischen der chemischen Konstitution von Phenyläthyl-aminen und ihrer Speicherung in der mikrosomalen Fraktion und Freisetzung als adrenerge Transmitter*

Formel	Speicherung in der mikrosomalen Fraktion	Freisetzung durch Nervenstimulation	Referenzen
Noradrenalin	+	+	[*194, 278, 279*]
α-Methylnoradrenalin	+	+	[*150, 194, 249, 278*]
Adrenalin	+	+	[*278*]
α-Methyladrenalin	+	+	[*212, 247, 278*]
Dopamin	+	+	[*194, 243, 244, 278, 329, 330*]
α-Methyldopamin	+	+	[*194, 241, 332*]
Tyramin	−	−	[*194*]
Octopamin	+	+	[*194, 278*]

Tabelle 3 (Fortsetzung)

Formel	Speicherung in der mikrosomalen Fraktion	Freisetzung durch Nervenstimulation	Referenzen
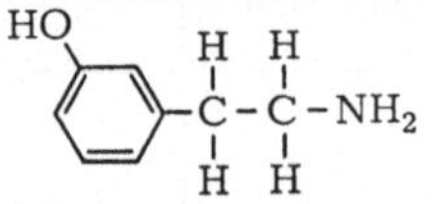 m-Tyramin	–	–	[194]
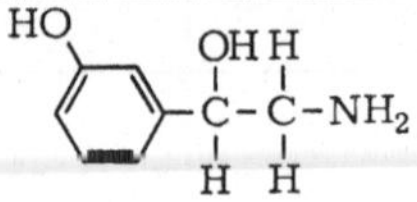 m-Octopamin	+	+	[194, 278]
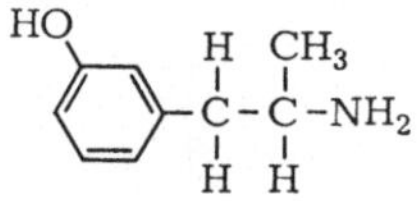 α-Methylmetatyramin	–	–	[194, 278, 327]
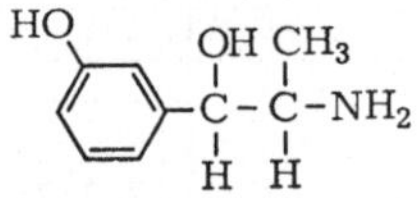 α-Methyl-m-Octopamin (Metaraminol)	+	+	[194, 278, 327]
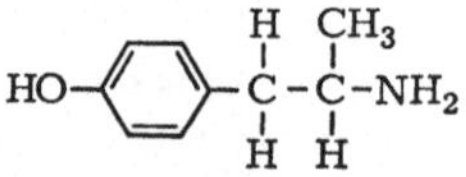 α-Methyltyramin	–	–	[194, 335]
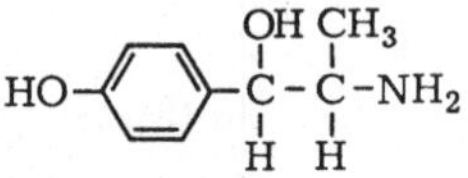 α-Methyloctopamin	+	+	[194, 278, 335]
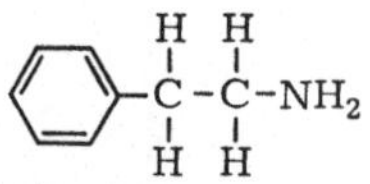 Phenyläthylamin	–	–	[194, 278]
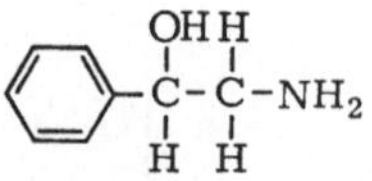 Phenyläthanolamin	(+)	+	[194, 278]

Tabelle 3 (Fortsetzung)

Formel	Speicherung in der mikrosomalen Fraktion	Freisetzung durch Nervenstimulation	Referenzen
Amphetamin		–	[194, 335]
5-Hydroxydopamin	+	+	[331, 333, 343, 344]
5-Hydroxynoradrenalin		+	[333]
4-Methoxy-3,5-Dihydroxy-phenyläthylamin		+	[328, 333, 334]
4-Methoxy-3,5-Dihydroxy-phenyläthanolamin		+	[333]

auch für Guanethidin [32, 34] und Bretylium [110, 111, 195] nachgewiesen, daß sie durch Nervenstimulation in die Perfusionsflüssigkeit isoliert durchströmter Organe freigesetzt werden können. Allerdings werden diese beiden Substanzen nicht nur selektiv in den sympathischen Nervenendigungen, sondern auch noch in anderen Geweben angereichert [38, 67, 292]. Ob man Guanethidin und Bretylium auch als falsche Transmitter bezeichnen soll, hängt davon ab, wie streng die Kriterien für die Definition eines Transmitters gehandhabt werden.

4*

Kürzlich zeigten Axelrod u. Mitarb. [8], daß durch Stimulation des Nervus hypogastricus | ³H |-markiertes Serotonin aus dem Vas deferens des Meerschweinchens freigesetzt werden kann. Tranzer u. Mitarb. gelang zudem der direkte elektronenmikroskopische Nachweis von Serotonin in den Vesikeln adrenerger Nervenendigungen nach Inkubation von Gewebsstücken in Krebs-Henseleit-Lösung, der Serotonin zugesetzt worden war (unveröffentlichte Resultate). Es scheint also, daß die adrenergen Ersatztransmitter sich nicht nur in der Gruppe der Phenyläthylamine, sondern auch der Indolamine finden.

Für die Beurteilung der funktionellen Auswirkungen des Ersatzes von Noradrenalin durch falsche Transmitter genügt es nicht, daß die sympathicomimetische Wirksamkeit dieser als Ersatztransmitter in Frage kommenden Amine bei i. v. Applikation mit derjenigen von Noradrenalin verglichen wird und daraus auf die zu erwartende Veränderung des Effektes der Sympathicusaktivität geschlossen wird. Die Faktoren, die die funktionellen Konsequenzen des Ersatzes des physiologischen Transmitters bestimmen, sind wesentlich komplexer, und es müssen wenigstens folgende Punkte berücksichtigt werden:

1. Ist die Abnahme des Noradrenalingehaltes in sympathisch innervierten Organen von einer verminderten Freisetzung des physiologischen Transmitters durch Nervenstimulation begleitet?

2. Wird das fehlende Noradrenalin stöchiometrisch durch den Ersatztransmitter substituiert?

3. Werden Ersatztransmitter und Noradrenalin durch Nervenstimulation in den gleichen Proportionen freigesetzt, in denen sie in den sympathischen Nervenendigungen gespeichert sind?

4. In welchem Ausmaß ist der Effekt des exogen applizierten Ersatztransmitters auf die Erfolgsorgane durch eine direkte Wirkung auf die adrenergen Receptoren, in welchem Ausmaß indirekt durch Freisetzung von Noradrenalin aus den sympathischen Nervenendigungen bedingt?

5. Interferiert der Ersatztransmitter mit der Inaktivierung, insbesondere mit der Wiederaufnahme der freigesetzten Amine in die sympathischen Nervenendigungen?

ad 1. Beziehungen zwischen der Verminderung des Noradrenalingehaltes und der durch Nervenstimulation freigesetzten Noradrenalinmenge

Die Vorbehandlung mit α-Methyldopa [150, 249], α-Methylmetatyrosin [151, 327], 5-Hydroxydopa [333], 4-Methoxy-3,5-dihydroxyphenylalanin [328, 334], Disulfiram [329, 330], Disulfiram und α-Methyldopa [332], Dihydroxyephedrin und Dihydroxypseudoephedrin [212] führt zu einer Verminderung des Noradrenalingehaltes, die in jedem Falle von einer ungefähr proportionalen Verminderung der durch Nervenstimulation freigesetzten Noradrenalinmenge begleitet ist. Ein wesentlicher Teil der Auswirkung auf die neuro-humorale Transmission besteht also darin, daß die zur Freisetzung durch Nervenstimulation zur Verfügung stehenden Noradrenalinmengen reduziert sind. Das mag eigentlich bei einer Verminderung des Noradrenalingehaltes als selbstverständlich erscheinen, jedoch kann beispielsweise bei Blockierung der Speichermechanismen durch Reserpin der Noradrenalingehalt auf ca. 50% gesenkt sein, ohne daß dadurch die Wirkung der Nervenstimulation auf die Erfolgsorgane abgeschwächt wird [200]. Offenbar ist es nicht gleichgültig, auf welche Art und Weise der Noradrenalingehalt der sympathischen Nervenendigung vermindert wird. Näheres über diese Unterschiede ist allerdings bisher nicht bekannt.

ad 2. Stöchiometrischer Ersatz von Noradrenalin durch falsche Transmitter

Die Vorbehandlung von Versuchstieren mit α-Methyldopa und α-Methylmetatyrosin führt zu einem im großen und ganzen stöchiometrischen Ersatz von Noradrenalin durch α-Methylnoradrenalin bzw. Metaraminol [3, 150, 211, 221, 301, 305, 307]. Im Gegensatz dazu ist nach Vorbehandlung mit Disulfiram [330] oder Disulfiram+α-Methyldopa [332] der Ersatz durch Dopamin bzw. α-Methyldopamin unvollständig. Dieser unvollständige Ersatz könnte durch die Annahme erklärt werden, daß Disulfiram neben der Hemmung der Dopamin-β-Hydroxylase noch andere Stufen der Noradrenalinsynthese hemmt oder mit dem Speichermechanismus interferiert. Doch fand BURKARD [42] in vitro weder eine Hemmung der Tyrosin-Hydroxylase noch der Dopa-Decarboxylase. GOLDSTEIN u. Mitarb. [133] und MUSACCHIO u. Mitarb. [244] fanden keine Hemmung der Aufnahme von | ^{3}H | Noradrenalin in sympathisch innervierte Organe der Ratte.

Obgleich die in Kap. V und VI angeführten experimentellen Ergebnisse keine eindeutige Entscheidung darüber erlauben, welches die Ursache für den unvollständigen Ersatz von Noradrenalin durch Dopamin bzw. α-Methyldopamin ist, so ist doch bemerkenswert, daß die beiden Amine eine geringere Affinität zur mikrosomalen Fraktion (sie enthält die granulären Vesikel der sympathischen Nervenendigung) des Rattenherzens haben als Noradrenalin [194, 244, 278]. Kürzlich wurde durch MUSACCHIO u. Mitarb. [241] gezeigt, daß die beiden Amine auch in der mikrosomalen Fraktion der Katzenmilz gespeichert werden und daß die relative Affinität dieser Amine praktisch die gleiche ist wie im Rattenherzen.

Auf Grund der bis jetzt vorliegenden experimentellen Ergebnisse ist es wohl am wahrscheinlichsten, daß der unvollständige Ersatz von Noradrenalin durch Dopamin bzw. α-Methyldopamin auf einer geringeren Affinität dieser Amine zu den Vesikeln der sympathischen Nervenendigungen beruht.

ad 3. Beziehung zwischen quantitativem Verhältnis von Noradrenalin und Ersatztransmitter im Gewebe und deren Freisetzung durch Nervenstimulation

Soweit entsprechende Untersuchungen vorliegen, werden die Restmengen von Noradrenalin und die entsprechenden Ersatztransmitter durch Nervenstimulation im gleichen Mengenverhältnis freigesetzt, in dem sie in den Organen, d. h. in deren adrenergen Nerven gespeichert sind [150, 212, 249, 330, 332]. Die Tatsache, daß adrenerge, neuro-humorale Überträgersubstanzen im gleichen Mengenverhältnis freigesetzt werden, in dem sie gespeichert sind, und daß nur solche Phenyläthylamine als adrenerge Transmitter wirken [70, 71, 109, 150, 194, 212, 241, 246, 247, 249, 329, 331—333], die in der mikrosomalen Fraktion gespeichert werden [194, 241, 244, 278—280, 345], ist eine weitere Stütze für die in Kap. II dargelegte Annahme, daß die Freisetzung adrenerger Transmitter durch Nervenstimulation dadurch zustande kommt, daß sich der Inhalt der Speichergranula in den extraneuronalen Raum entleert. Dabei sei dahingestellt, ob sich die Vesikel vollständig entleeren oder nur einen Teil ihres Inhaltes abgeben. Jedenfalls scheint keine Prädilektion für die Entleerung eines bestimmten Anteils zu bestehen. Diese Art der Freisetzung wurde für das Nebennierenmark praktisch lückenlos experimentell belegt, indem Catechinamine, Nucleotide (AMP, ADP und ATP) und spezifische Eiweiße im gleichen Mengenverhältnis in der Perfusionsflüssigkeit nachgewiesen wurden, in dem sie in den isolierten Granula enthalten sind [14, 15, 83, 84, 88, 191].

ad 4. Direkte und indirekte sympathicomimetische Wirkung adrenerger Ersatztransmitter

Von allen bis jetzt untersuchten Phenyläthylaminen, die als adrenerge Ersatztransmitter wirken, ist nur die Wirkung von α-Methylnoradrenalin und wahrscheinlich auch diejenige von Dihydroxyephedrin vorwiegend direkt, d. h. durch direkte Wirkung auf die adrenergen Receptoren der Erfolgsorgane bedingt [144, 146]. Metaraminol, Octopamin, Parahydroxynorephedrin, Dopamin, α-Methyldopamin sowie 5-Hydroxydopamin und dessen O-methylierte Metabolite wirken bei exogener Applikation zu einem beträchtlichen Teil durch Freisetzung von Noradrenalin aus den sympathischen Nervenendigungen [144, 146, 333, 350]. Da für die Wirkung dieser Amine als falsche Transmitter nur der direkte Effekt auf die Receptoren der Erfolgsorgane von Bedeutung ist, müssen zum Vergleich ihrer Wirksamkeit mit derjenigen von Noradrenalin Versuchsbedingungen gewählt werden, die den indirekten Anteil ihrer sympathicomimetischen Wirkung ausschließen. Das kann dadurch geschehen, daß durch Vorbehandlung mit Reserpin die

Noradrenalinspeicher entleert werden [*333, 350*] oder aber die indirekte Komponente ihrer sympathicomimetischen Wirkung mit Cocain blockiert wird [*146*].

ad 5. Interferenz der Ersatztransmitter mit der Inaktivierung des physiologischen Transmitters durch Hemmung der Wiederaufnahme

Daß die Gegenwart adrenerger Ersatztransmitter in den sympathischen Nervenendigungen mit der Inaktivierung von Noradrenalin höchstwahrscheinlich durch Hemmung des Membrantransportes interferiert, geht daraus hervor, daß nach Vorbehandlung mit α-Methyldopa, α-Methylmetatyrosin und kombinierter Vorbehandlung mit α-Methyldopa + Disulfiram eine vor allem bei den beiden letztgenannten Behandlungen beträchtliche Überempfindlichkeit auf i. v. injiziertes Noradrenalin auftritt [*147, 150, 332*]. Aus Untersuchungen an isolierten Rattenherzen ist bekannt, daß die als Ersatztransmitter wirkenden Amine α-Methylnoradrenalin, Metaraminol und α-Methyldopamin die Aufnahme von |³H| Noradrenalin herabsetzen [*177, 180*]. In Analogie zu anderen Substanzen, die die Aufnahme von exogenem Noradrenalin hemmen [*41, 160, 176—178, 245, 337, 348, 371*] und die durch Hemmung der Wiederaufnahme auch die Wirkung der Sympathicusstimulation potenzieren [*148, 175, 337, 339, 348*], kann angenommen werden, daß diese Amine auf die gleiche Weise die Wiederaufnahme von freigesetzten Transmittersubstanzen beeinträchtigen. Es ist auffällig, daß nur die Gegenwart solcher Ersatztransmitter in den sympathischen Nervenendigungen zu einer Potenzierung von i. v. injiziertem Noradrenalin führt, die eine Methylgruppe in α-Stellung der Seitenkette haben, während Dopamin [*144*], 5-Hydroxydopamin und seine β-hydroxylierten und/oder O-methylierten Metabolite [*333*] diesen Effekt nicht zeigen. Es scheint, daß nur solche Transmittersubstanzen den Effekt von i. v. injiziertem Noradrenalin verstärken, die durch die Monoaminoxydase nicht abgebaut werden [*269*], wenn sie sich außerhalb der Speichergranula befinden, in denen alle Amine vor der Wirkung der Monoaminoxydase geschützt zu sein scheinen.

Die Zusammenfassung der bisherigen Untersuchungsergebnisse spricht dafür, daß der Ersatz des physiologischen Transmitters Noradrenalin durch Ersatztransmitter ein neues Prinzip der Beeinflussung der adrenergen postganglionären neuro-humoralen Transmission darstellt.

Stellt man sich nun aber die Frage, ob dieses neue Wirkungsprinzip auch neue therapeutische Möglichkeiten eröffnet oder ob es nicht nur eine neue Spielart schon bekannter pharmakologischer Wirkungen darstellt, so ergibt sich folgendes: Substanzen, die wie Guanethidin oder Bretylium die postganglionäre sympathische neuro-humorale Transmission durch Hem-

mung der Noradrenalinfreisetzung [36, 159, 175, 340] oder wie Reserpin
[54, 169, 304] durch Entleerung der Noradrenalinspeicher beeinflussen,
bewirken eine generelle Abschwächung der Wirkung der Sympathicusaktivität auf alle Erfolgsorgane. Im Gegensatz dazu ist die Wirkungs-
relation zwischen physiologischem Transmitter und Ersatztransmitter nicht
immer die gleiche. Die kontraktile Wirkung von α-Methylnoradrenalin auf
die Nickhaut der Katze z. B. ist 3mal geringer als diejenige von Noradrenalin [147, 150]. Auf den Blutdruck der Spinalkatze und die Trabekelmusku-
latur der Katzenmilz hinwiederum sind beide Amine gleich wirksam [146,
147]. Soweit bekannt bestehen zwischen α-Methylnoradrenalin und Noradrenalin nur quantitative Unterschiede, die aber von Organ zu Organ und
von Species zu Species verschieden sind [147, 150]. Für Dopamin hingegen
liegen Befunde vor, die nicht nur für quantitative, sondern auch für qualitative Unterschiede gegenüber Noradrenalin sprechen. McNay u. Mitarb.
[232—234] zeigten am Hund, daß Dopamin in den Extremitätenarterien
eine dem Noradrenalin gleichartige, wenn auch viel schwächere vaso-
konstriktorische Wirkung hat, während an den Nierenarterien Dopamin im
Gegensatz zu Noradrenalin eine Vasodilatation bewirkt. Gleichartige Befunde wurden auch am Menschen erhoben [220, 228].

Diese organspezifischen quantitativen, vor allem aber auch qualitativen
Wirkungsunterschiede zwischen Noradrenalin und den Ersatztransmittern
bilden neue Aspekte in der Beeinflussung der postganglionären adrenergen
Transmission. Die Voraussetzung zu dieser differenzierteren Beeinflussung
ist allerdings die, daß die Eigenwirkung der Ersatztransmitter noch eine
gewisse Größe hat. Ist sie hingegen im Vergleich zu Noradrenalin generell
sehr gering, so unterscheidet sich der resultierende Effekt auf die postganglionäre sympathische Transmission nicht von demjenigen, der durch
Blockierung der Speichermechanismen, Hemmung der Synthese oder Hemmung der Transmitterfreisetzung zustande kommt.

Da mit Ausnahme der Diuretika praktisch alle bis jetzt verwendeten
Antihypertensiva wenigstens z. T. über die Beeinflussung des sympathischen
Nervensystems wirken [17, 138, 273], ist es naheliegend, daß der Ersatz des
physiologischen Transmitters durch schwächer wirksame Ersatztransmitter
eine Möglichkeit für die Therapie der Hypertonie bildet. In der therapeuti-
schen Anwendung von α-Methyldopa [138, 250, 256] wurde diese Möglichkeit bereits realisiert, wobei es allerdings sehr fraglich ist, ob der Ersatz von
Noradrenalin durch α-Methylnoradrenalin im peripheren sympathischen
Nervensystem allein für die antihypertensive Wirkung verantwortlich ist
[40, 150, 156].

Neben dem Einsatz als Antihypertensiva steht aber, wenn auch vorläufig
erst theoretisch, ein viel breiteres therapeutisches Anwendungsgebiet offen,
nämlich überall dort, wo adrenerge Mechanismen eine Rolle spielen. In der
Peripherie z. B. ist an eine Möglichkeit zur Modifikation des Fett- und

Kohlenhydratstoffwechsels zu denken, der durch das sympathische Nervensystem maßgeblich beeinflußt wird [120, 154, 155, 316, 324, 372, 373]. Tatsächlich liegt aus der Klinik eine Mitteilung vor, daß unter Behandlung mit α-Methyldopa bei Diabetikern der Insulinbedarf zurückgeht [236]. Ob diese Wirkung durch einen, verglichen mit Noradrenalin, schwächeren Antagonismus von α-Methylnoradrenalin gegenüber der Insulinwirkung bedingt ist oder ob α-Methylnoradrenalin die Insulinfreisetzung aus den β-Zellen des Pankreas weniger stark hemmt als Noradrenalin [223, 274, 275], harrt noch der Klärung. Andererseits ist aber auch eine Beeinflussung übergeordneter Stoffwechselzentren in Betracht zu ziehen.

Neben der Wirkung auf die Funktion des peripheren adrenergen Nervensystems kann der Ersatz des physiologischen Transmitters durch falsche Transmitter auch zu Funktionsänderungen in übergeordneten vegetativen und endokrinen Zentren des Hypothalamus, des Mesencephalons und der Medulla oblongata führen, die alle reich an biogenen Aminen sind [75, 128, 364, 365]. Ihre funktionelle Bedeutung ist allerdings noch sehr unvollständig bekannt. Der Ersatz der dort vorhandenen Amine durch falsche Transmitter könnte wesentliche pharmakologische Wirkungen erwarten lassen, wurde doch in jüngsten Untersuchungen gezeigt, daß Veränderung des Amingehaltes im Hypothalamus sich auf die Ovulation [22, 39, 66, 213, 235], die Sekretion von Wachstums- und Nebennierenrindenhormonen [23, 56, 240] sowie anderweitige endokrine Funktionen auswirkt.

Aber auch in der Psychopharmakologie liegen potentielle Anwendungsgebiete für adrenerge Ersatztransmitter, mehrten sich doch in den letzten Jahren die Befunde, die für eine enge Beziehung zwischen der Affektlage und dem Stoffwechsel biogener Amine im Gehirn sprechen [50, 99, 172, 174, 192, 202, 266, 270, 293—295]. Besonders für die Antidepressiva (Monoaminoxydase-Hemmer und Thymoleptica) wird es immer wahrscheinlicher, daß ihre wesentliche Wirkung darin besteht, daß die auf Receptoren einwirkenden Noradrenalinmengen vermehrt werden [172, 174, 266, 293—295].

Abschließend sei noch auf einen weiteren Aspekt hingewiesen, der allerdings mit dem Aminstoffwechsel und adrenergen Mechanismus nicht in Beziehung steht. Da als falsche metabolische Vorstufen der Ersatztransmitter relativ große Mengen unnatürlicher Aminosäuren verabreicht werden, besteht theoretisch die Möglichkeit, daß nicht nur „falsche" biogene Amine, sondern auch „falsche" Eiweiße im Organismus aufgebaut werden [363]. Das gehäufte Auftreten eines positiven Coombs-Tests bei mit α-Methyldopa behandelten Patienten [37, 57, 375] könnte als Hinweis in dieser Richtung betrachtet werden. Sollte sich diese Vermutung der Bildung eines „falschen" Eiweißes verifizieren lassen, so wäre damit einerseits die unerwünschte Nebenwirkung eines Medikamentes erklärt, andererseits würden sich interessante, neue experimentelle Ausblicke eröffnen.

Zusammenfassung

Der Ersatz von Noradrenalin, des physiologischen neuro-humoralen Überträgerstoffes im peripheren sympathischen Nervensystem, durch sogenannte falsche Transmitter oder Ersatztransmitter stellt eine neue Möglichkeit zur Beeinflussung der postganglionären adrenergen Transmission dar. Sie ist deshalb von besonderem Interesse, weil dadurch nicht nur quantitative, sondern auch qualitative Änderungen in der Funktion des sympathischen Nervensystems erreicht werden können. Während z. B. die Beeinflussung der Speicherung von Noradrenalin, dessen Freisetzung, dessen Wiederaufnahme in die Nervenendigungen oder dessen Wirkung auf die Erfolgsorgane entweder zu einer Abschwächung oder Verstärkung der physiologischen Sympathicuswirkung führt, können dagegen durch Substitution von Noradrenalin durch Ersatztransmitter neue pharmakologische Wirkungsmuster auftreten.

Eine erste Möglichkeit zur Bildung von Ersatztransmittern besteht darin, daß falsche metabolische Vorstufen in das System der Noradrenalin-Synthese eingeschleust werden, die gleich oder ähnlich wie die physiologischen Vorstufen von Noradrenalin enzymatisch umgewandelt, an Stelle von Noradrenalin in den Vesikeln der sympathischen Nervenendigung gespeichert und als Transmitter freigesetzt werden. Diese Art des Ersatzes von Noradrenalin wird an Hand eigener Untersuchungen am Beispiel von α-Methyldopa und 5-Hydroxydopa behandelt, die gleich wie die physiologische Noradrenalinvorstufe Dopa decarboxyliert, β-hydroxyliert und zum Teil O-methyliert werden.

Neben der Verabreichung falscher metabolischer Vorstufen oder der als Transmitter wirkenden Amine selbst kann auch die Blockierung der Synthese oder des Abbaus auf einer bestimmten Zwischenstufe zur Bildung von Ersatztransmittern führen. Es handelt sich dabei um Substanzen, die normalerweise nur kurzlebige Durchgangsstufen oder quantitativ zu vernachlässigende Produkte eines metabolischen Nebenweges sind, die dann unter diesen veränderten Bedingungen zu Hauptprodukten werden, in sympathischen Nerven gespeichert und aus diesen durch Nervenstimulation als Transmitter freigesetzt werden können.

So ergab sich aus unseren Untersuchungen, daß die Blockierung der Dopamin-β-Hydroxylase zur Anreicherung von Dopamin führt, das an Stelle von Noradrenalin gespeichert und als Transmitter freigesetzt wird. Andererseits führt die Hemmung der Monoaminoxydase zur Anreicherung von Tyramin, dessen β-hydroxyliertes Derivat Octopamin in den sympathischen Nerven gespeichert wird und als Transmitter wirkt. Tyramin selbst, das unter physiologischen Bedingungen als gutes Substrat der Monoaminoxydase rasch abgebaut wird, wird weder in den Vesikeln der sympathischen Nervenendigung gespeichert noch als Transmitter freigesetzt. Das stimmt mit den von uns und anderen Autoren gemachten Beobachtungen überein, daß von den bis jetzt untersuchten Phenyläthylaminen nur diejenigen in den Vesikeln der sympathischen Nerven gespeichert und als Transmitter freigesetzt werden, die entweder am Ring mindestens zwei Hydroxylgruppen oder aber eine Ringhydroxylgruppe und eine β-Hydroxylgruppe besitzen. Ob eine β-Hydroxylgruppe allein genügt, ist noch nicht sicher entschieden.

Für die Beurteilung der funktionellen Auswirkungen des Ersatzes von Noradrenalin durch falsche Transmitter genügt es nicht allein, daß der sympathicomimetische Effekt der als Ersatztransmitter wirkenden Amine bei i. v. Applikation mit demjenigen von Noradrenalin verglichen und darauf auf die zu erwartende Veränderung der Wirkung der Sympathicusaktivität geschlossen wird. Die Faktoren, die die funktionellen Folgen des Ersatzes von Noradrenalin durch diese falschen Transmitter bestimmen, sind wesentlich komplexer, und es müssen wenigstens folgende Punkte berücksichtigt werden:

1. Ist die Abnahme des Noradrenalingehaltes in sympathisch innervierten Organen von einer entsprechenden Veränderung der Freisetzung des physiologischen Transmitters durch Nervenstimulation begleitet?

2. Wird das fehlende Noradrenalin stöchiometrisch durch die Ersatztransmitter substituiert?

3. Werden Ersatztransmitter und Noradrenalin durch Nervenstimulation in den gleichen Proportionen freigesetzt, in denen sie in den sympathischen Nerven gespeichert sind?

4. In welchem Ausmaß ist die Wirkung der exogen applizierten Amine, die als Ersatztransmitter wirken, auf die Erfolgsorgane durch eine direkte Wirkung auf die adrenergen Receptoren, in welchem Ausmaß indirekt durch Freisetzung von Noradrenalin aus den sympathischen Nerven bedingt?

5. Interferieren die in den sympathischen Nerven gespeicherten Ersatztransmitter mit der Inaktivierung, insbesondere der Wiederaufnahme der durch Nervenstimulation freigesetzten Amine in die sympathischen Nervenendigungen?

Durch die Einführung von α-Methyldopa als Antihypertensivum wurde das Wirkungsprinzip der adrenergen Ersatztransmitter erstmals therapeutisch angewendet, wobei allerdings sehr fraglich ist, ob die antihypertensive Wirkung allein durch den Ersatz von Noradrenalin durch α-Methylnoradrenalin im peripheren sympathischen Nervensystem bedingt ist. Neben der Verwendung als Antihypertensiva ist für die adrenergen Ersatztransmitter ein viel breiteres therapeutisches Anwendungsgebiet denkbar. Sie können theoretisch überall dort indiziert sein, wo der therapeutische Effekt durch Beeinflussung peripherer und/oder zentraler adrenerger Mechanismen zustande kommt.

Literatur

1. ACHOR, R. W. P., N. O. HANSON, and R. W. GIFFORD: Hypertension treated with Rauwolfia serpentina (whole root) and with reserpine. J. Amer. med. Ass. **159**, 841—845 (1955).
2. AHLQUIST, R. P.: A study of adrenotropic receptors. Amer. J. Physiol. **153**, 586—600 (1948).
3. ANDÉN, N. E.: On the mechanism of noradrenaline depletion by α-methyl-metatyrosine and metaraminol. Acta pharmacol. (Kbh.) **21**, 260—271 (1964).
4. —, and T. MAGNUSSON: Functional significance of noradrenaline depletion by α-methyl-metatyrosine, metaraminol and dextro-adrenaline. In: G. B. Koelle, W.W. Douglas and A. Carlsson: Pharmacology of cholinergic and adrenergic transmission, pp. 319—328. Oxford: Pergamon Press 1965.
5. AVIADO, D. M. jr.: Cardiovascular effects of some commonly used pressor amines. Anesthesiology **20**, 71—97 (1959).
6. AXELROD, J.: O-Methylation of epinephrine and other catechols *in vitro* and *in vivo*. Science **126**, 400—401 (1957).
7. — Metabolism of norepinephrine and other sympathomimetic amines. Physiol. Rev. **39**, 751—776 (1959).
8. — Persönliche Mitteilung.
9. —, J. K. INSCOE, S. SENOH, and B. WITKOP: O-Methylation, the principal pathway for the metabolism of epinephrine and norepinephrine in the rat. Biochim. biophys. Acta (Amst.) **27**, 210—211 (1958).
10. —, and M. J. LaRoche: Inhibitor of O-methylation of epinephrine and nor-epinephrine *in vitro* and *in vivo*. Science **130**, 800 (1959).
11. —, H. WEIL-MALHERBE, and R. TOMCHICK: The physiological disposition of H^3-norepinephrine and its metabolite metanephrine. J. Pharmac. exp. Ther. **127**, 251—256 (1959).
12. BAGCHI, S. P., and P. L. McGEER: Some properties of tyrosine hydroxylase from the caudate nucleus. Life Sciences **3**, 1195—1200 (1964).
13. BALZER, H. u. P. HOLTZ: Beeinflussung der Wirkung biogener Amine durch Hemmung der Aminoxydase. Naunyn-Schmiedebergs Arch. exp. Path. Pharmak. **227**, 547—558 (1956).
14. BANKS, P.: The release of adenosine triphosphate catabolites during the secretion of catecholamines by bovine adrenal medulla. Biochem. J. **101**, 536—541 (1966).
15. —, and K. HELLE: The release of protein from the stimulated adrenal medulla. Biochem. J. **97**, 40 C—41 C (1965).
16. BEIN, H. J.: The pharmacology of Rauwolfia. Pharmacol. Rev. **8**, 435—483 (1956).
17. —, and H. BRUNNER: Mode of action of antihypertensive drugs. In: F. Gross: Antihypertensive therapy (Principles and Practice), an International Symposium, pp. 15—30. Berlin-Heidelberg-New York: Springer 1966.
18. BELLAU, B.: Steric effects in catecholamine interactions with enzymes and receptors. Pharmacol. Rev. **18**, 131—140 (1966).

19. Bellau, B., and J. Burba: Tropolones: a unique class of potent noncompetitive inhibitors of s-adenosyl-l-methionine-catechol-methyltransferase. Biochim. biophys. Acta (Amst.) **54**, 195—196 (1961).
20. Bertler, A., A. Carlsson, and E. Rosengren: A method for the fluorimetric determination of adrenaline and noradrenaline in tissues. Acta physiol. scand. **44**, 273—292 (1958).
21. Bhagat, B.: Effect of noradrenaline injection on the catecholamine content of the rat heart. Arch. int. Pharmacodyn. **146**, 47—55 (1963).
22. Bhargava, K. P., and M. L. Gupta: A study of central adrenergic mechanisms in the regulation of the oestrous cycle of albino mice. Brit. J. Pharmac. **26**, 601—605 (1966).
23. Bhattacharya, A., and B. H. Marks: Chlorpromazine (CPZ), reserpine (RES) α-methyl tyrosine (α-MT) on corticotropin-releasing factor (CRF) content in rats. Pharmacologist **9**, 238 (1967).
24. Biel, J. H., and B. K. B. Lum: The β-adrenergic blocking agents. Pharmacology and structure-activity relationships. Fortschr. Arzneimittelforsch. **10**, 46—89 (1966).
25. Blaschko, H.: The specific action of l-Dopa decarboxylase. J. Physiol. (Lond.) **96**, 50—51 (1939).
26. —, R. S. Comline, F. H. Schneider, M. Silver, and A. D. Smith: Secretion of a chromaffin granule protein, chromogranin, from the adrenal gland after splanchnic stimulation. Nature (Lond.) **215**, 58—59 (1957).
27. —, P. Hagen, and A. D. Welch: Observations on the intracellular granules of the adrenal medulla. J. Physiol. (Lond.) **129**, 27—49 (1955).
28. —, and A. D. Welch: Localization of adrenaline in cytoplasmic particles of the bovine adrenal medulla. Naunyn-Schmiedebergs Arch. exp. Path. Pharmak. **219**, 17—22 (1953).
29. Bogdanski, D. F., L. Bonomi, and B. B. Brodie: Occurrence of serotonin and catecholamines in brain and peripheral organs of various vertebrate classes. Life Sciences **2**, 80—84 (1963).
30. Bondareff, W., and B. Gordon: Submicroscopic localization of norepinephrine in sympathetic nerves of rat pineal. J. Pharmacol. exp. Ther. **153**, 42—47 (1966).
31. Boullin, D. J.: Effect of divalent ions on release of ^{3}H-noradrenaline by sympathetic nerve stimulation. J. Physiol. (Lond.) **183**, 28—29 P (1965).
32. — A calcium requirement for release of ^{3}H-guanethidine by sympathetic nerve stimulation. J. Pharm. Pharmacol. **18**, 709—712 (1966).
33. — The action of extracellular cations on the release of the sympathetic transmitter from peripheral nerves. J. Physiol. (Lond.) **189**, 85—99 (1967).
34. —, E. Costa, and B. B. Brodie: Discharge of tritium-labeled guanethidine by sympathetic nerve stimulation as evidence that guanethidine is a false transmitter. Life Sciences **5**, 803—808 (1966).
35. Boura, A. L. A., F. C. Copp, W. G. Duncombe, A. F. Green, and A. McCoubrey: The selective accumulation of bretylium in sympathetic ganglia and their postganglionic nerves. Brit. J. Pharmacol. **15**, 265—270 (1960).
36. Boura, A. L. A., and A. F. Green: The actions of bretylium: adrenergic neurone blocking and other effects. Brit. J. Pharmocol. **14**, 536—548 (1959).
37. Breckenridge, A., C. T. Dollery, S. M. Worlledge, E. J. Holborow, and G. D. Johnson: Positive direct coombs tests and antinuclear factor in patients treated with methyldopa. Lancet **1967**, II, 1265—1267.

38. BRODIE, B. B., C. C. CHANG, and E. COSTA: On the mechanism of action of guanethidine and bretylium. Brit. J. Pharmacol. 25, 171—178 (1965)

39. BROWN, P. S.: The effect of reserpine, 5-hydroxytryptamine and other drugs on induced ovulation in immature mice. J. Endocr. 35, 161—168 (1966).

40. BRUNNER, H., P. R. HEDWALL, L. MAÎTRE, and M. MEIER: Antihypertensive effects of alpha-methylated catecholamine analogues in the rat. Brit. J. Pharmacol. 30, 108—122 (1967).

41. BURGEN, A. S. V., and L. L. IVERSEN: The inhibition of noradrenaline uptake by sympathomimetic amines in the rat isolated heart. Brit. J. Pharmacol. 25, 34—49 (1965).

42. BURKARD, W. P.: Persönliche Mitteilung.

43. —, K. F. GEY u. A. PLETSCHER: α,β,β-Trimethyldopa, ein neuer Hemmer der Hydroxylase von Tryptophan und Phenylalanin. Helv. physiol. pharmacol. Acta 22, C 109—C 110 (1964).

44. — — — Inhibition of decarboxylase of aromatic amino acids by 2,3,4-trihydroxybenzylhydrazine and its seryl derivative. Arch. Biochem. 107, 187—196 (1964).

45. BURN, J. H., and M. J. RAND: The action of sympathomimetic amines in animals treated with reserpine. J. Physiol. (Lond.) 144, 314—346 (1958).

46. BURNSTOCK, G., and M. E. HOLMAN: Spontaneous potentials at sympathetic nerve endings in smooth muscle. J. Physiol. (Lond.) 160, 446—460 (1962).

47. — — Smooth muscle: autonomic nerve transmission. Ann. Rev. Physiol. 25, 61—90 (1963).

48. — — Junction potentials at adrenergic synapses. Pharmacol. Rev. 18, 481 bis 493 (1966).

49. —, and N. C. R. MERRILLEES: Structural and experimental studies on autonomic nerve endings in smooth muscle. In: Pharmacology of smooth muscle (Second International Pharmacol. Meeting, Prague). Oxford: Pergamon Press 1964.

50. CARLSSON, A.: Functional significance of drug-induced changes in brain monoamine levels. In: Progress in brain research 8, pp. 9—27. Amsterdam: Elsevier 1964.

51. —, H. CORRODI u. B. WALDECK: α-Substituierte Dopacetamide als Hemmer der Catechol-O-methyl-transferase und der enzymatischen Hydroxylierung aromatischer Aminosäuren. In den Catecholamin-Metabolismus eingreifende Substanzen. 2. Mitteilung. Helv. chim. Acta 46, 2271—2285 (1963).

52. —, and M. LINDQVIST: *In vivo* decarboxylation of α-methyl DOPA and α-methyl-metatyrosine. Acta physiol. scand. 54, 87—94 (1962).

53. — —, K. FUXE, and T. HÖKFELT: Histochemical and biochemical effects of diethyldithiocarbamate on tissue catecholamines. J. Pharm. Pharmacol. 18, 60—62 (1966).

54. —, E. ROSENGREN, A. BERTLER, and J. NILSSON: The effect of reserpine on the metabolism of catecholamines. In: S. GARATTINI and V. GHETTI: Psychotropic Drugs, pp. 363—372. Amsterdam: Elsevier 1957.

55. —, and B. WALDECK: A fluorimetric method for the determination of dopamine (3-hydroxytyramine). Acta physiol. scand. 44, 293—298 (1958).

56. CARR, L. A., and K. E. MOORE: Brain catecholamines and pituitary-adrenal function. Pharmacologist 9, 238 (1967).

57. CARSTAIRS, K. C., A. BRECKENRIDGE, C. T. DOLLERY, and S. M. WORLLEDGE: Incidence of a positive direct Coombs test in patients on α-methyldopa. Lancet 1966, II, 133—135.

58. Castillo, J. del, and B. Katz: The effect of magnesium on the activity of motor nerve endings. J. Physiol. (Lond.) 124, 553—559 (1954).

59. Cession-Fossion, A.: A propos de quelques activités pharmacodynamiques de la pargyline chez le rat et chez le chat. Arch. int. Pharmacodyn. 161, 298—305 (1966).

60. Chang, C. C.: A sensitive method for spectrophotofluorometric assay of catecholamines. Int. J. Neuropharmacol. 3, 643—649 (1964).

61. —, E. Costa, and B. B. Brodie: Interaction of guanethidine with adrenergic neurones. J. Pharmacol. exp. Ther. 147, 303—312 (1965).

62. —, and J. H. Gaddum: Choline esters in tissue extracts. J. Physiol. (Lond.) 79, 255—285 (1933).

63. Chidsey, C. A., R. L. Kahler, L. Kelminson, and E. Braunwald: Uptake and metabolism of tritiated norepinephrine in the isolated canine heart. Circulat. Res. 12, 220—227 (1963).

64. Clementi, F.: Modifications ultrastructurelles provoquées par quelques médicaments sur les terminaisons nerveuses adrénergiques et sur la médullaire surrénale. Experientia (Basel) 21, 171—176 (1965).

65. Clineschmidt, V., and A. Horita: Auto-potentiation and potentiation by inhibition of monoamine oxidase of the sympathomimetic action of phenelzine and pheniprazine. Brit. J. Pharmacol. 30, 67—77 (1967).

66. Coppola, J. A., R. G. Leonardi, and W. Lippmann: Ovulatory failure in rats after treatment with brain norepinephrine depletors. Endocrinology 78, 225—228 (1966).

67. Costa, E.: Interaction of guanethidine and bretylium with adrenergic neurons. In: Mechanisms of release of biogenic amines, pp. 291—305. Oxford: Pergamon Press 1966.

68. Creveling, C. R., M. Levitt, and S. Udenfriend: An alternative route for the biosynthesis of norepinephrine. Life Sciences 1, 523—526 (1962).

69. Crout, J. R.: Effect of inhibiting both catechol-O-methyltransferase and monoamine oxidase on cardiovascular responses to norepinephrine. Proc. Soc. exp. Biol. (N.Y.) 108, 482—484 (1961).

70. — Substitute adrenergic transmitters. A newly appreciated mechanism of action of antihypertensive drugs. Circulat. Res. 18, Suppl. 1, 120—130 (1966).

71. —, H. S. Alpers, E. L. Tatum, and P. A. Shore: Release of metaraminol (aramine) from the heart by sympathetic nerve stimulation. Science 145, 828—829 (1964).

72. —, C. R. Creveling, and D. Caton: Metabolism of norepinephrine by rat brain and heart. Fed. Proc. 19, 297 (1960).

73. —, R. R. Johnston, W. R. Webb, and P. A. Shore: The antihypertensive action of metaraminol (aramine) in man. Clin. Res. 13, 204 (1965).

74. —, and P. A. Shore: Release of metaraminol (aramine) from the heart by sympathetic nerve stimulation. Clin. Res. 12, 180 (1964).

75. Dahlström, A., and K. Fuxe: Evidence for the existence of monoamine neurons in the central nervous system. II. Experimentally induced changes in the intraneuronal amine levels of bulbospinal neuron systems. Acta physiol. scand. 64, Suppl. 247 (1965).

76. Dale, H. H., and W. Feldberg: The chemical transmission of secretory impulses to the sweat glands of the cat. J. Physiol. (Lond.) 82, 121—128 (1934).

77. Davey, M. J., J. B. Farmer, and H. Reinert: The effects of nialamide on adrenergic functions. Brit. J. Pharmacol. 20, 121—134 (1963).

78. DAY, M. D., and M. J. RAND: A hypothesis for the mode of action of α-methyl-dopa in relieving hypertension. J. Pharm. Pharmacol. **15**, 221—224 (1963).
79. — — Some observations on the pharmacology of α-methyl dopa. Brit. J. Pharmacol. **22**, 72—86 (1964).
80. DEMIS, D. J., H. BLASCHKO, and A. D. WELCH: The conversion of dihydroxyphenylalanine-2-C^{14} (DOPA) to norepinephrine by bovine adrenal medullary homogenates. J. Pharmacol. exp. Ther. **113**, 14—15 (1955).
81. DEROBERTIS, E. D. P., and A. P. DEIRALDI: Plurivesicular secretory processes and nerve endings in the pineal gland of the cat. J. biophys. biochem. Cytol. **10**, 361—372 (1961).
82. —, and A. VAZ FERREIRA: Electron microscope study of the excretion of catechol-containing droplets in the adrenal medulla. Exp. Cell Res. **12**, 568—574 (1957).
83. DOUGLAS, W. W.: Calcium-dependent links in stimulus-secretion coupling in the adrenal medulla and neurohypophysis. In : Mechanisms of release of biogenic amines, pp. 267—290. Oxford: Pergamon Press 1966.
84. — The mechanism of the release of catecholamines from adrenal medulla. (Second International Catecholamine Symposium.) Pharmacol. Rev. **18**, 471—480 (1966).
85. — Joint Meeting of the Brit. and Germ. Pharmacol. Soc., Cambridge, 1967.
86. —, and A. M. POISNER: On the mode of action of acetylcholine in evoking adrenal medullary secretion: increased uptake of calcium during the secretory response. J. Physiol. (Lond.) **162**, 385—392 (1962).
87. — — Efflux of adenine nucleotides and their derivatives and of protein from adrenal glands during stimulation of the splanchnic nerve or exposure to acetylcholine. In: Abstracts 23rd Int. Congress of Physiol. Sciences, Tokyo, 1965, Nr. 1168. Amsterdam: Excerpta medica foundation, 1965.
88. — — Evidence that the secreting adrenal chromaffine cell releases catecholamines directly from ATP-rich granules. J. Physiol. (Lond.) **183**, 236—248 (1966).
89. — —, and R. P. RUBIN: Efflux of adenine nucleotides from perfused adrenal glands exposed to nicotine and other chromaffine cell stimulants. J. Physiol. (Lond.) **179**, 130—137 (1965).
90. ECCLES, J. C.: The physiology of synapses. Berlin-Göttingen-Heidelberg: Springer 1964.
91. ECKSTEIN, J. W., and F. M. ABBOUD: Circulatory effects of sympathomimetic amines. Amer. Heart J. **63**, 119—135 (1962).
92. ELLIOTT, T. R.: The action of adrenalin. J. Physiol. (Lond.) **32**, 401—467 (1905).
93. EULER, U. S. VON: A specific sympathomimetic ergone in adrenergic nerve fibres (sympathin) and its relation to adrenaline and noradrenaline. Acta physiol. scand. **12**, 73—97 (1946).
94. — Identification of the sympathomimetic ergone in adrenergic nerves of cattle (sympathin-N) with laevo-noradrenaline. Acta physiol. scand. **16**, 63—74 (1948).
95. —, and N.-Å. HILLARP: Evidence for the presence of noradrenaline in submicroscopic structures of adrenergic axons. Nature (Lond.) **177**, 43—45 (1956).
96. —, and F. LISHAJKO: Catecholamine release and uptake in isolated adrenergic nerve granules. Acta physiol. scand. **57**, 468—480 (1963).
97. — —, and L. STJÄRNE: Catecholamines and adenosine triphosphate in isolated adrenergic nerve granules. Acta physiol. scand. **59**, 495—496 (1963).

98. EULER, U. S. VON, and A. PURKHOLD: Effect of sympathetic denervation on the noradrenaline and adrenaline content of the spleen, kidney and salivary glands in the sheep. Acta physiol. scand. **24**, 212—217 (1951).

99. EVERETT, G. M.: Some pharmacological properties of three classes of antidepressant drugs: Towards a common site of action. In: J. O. Cole and J. R. Wittenborn: Pharmacotherapy of depression, p. 127. Springfield: Charles C. Thomas 1966.

100. FALCK, B.: Observations on the possibilities of the cellular localization of monoamines by a fluorescence method. Acta physiol. scand. **56**, Suppl. 197 (1962).

101. —, J. HÄGGENDAL, and C. OWMAN: The localization of adrenaline in adrenergic nerves in the frog. Quart. J. exp. Physiol. **48**, 253—257 (1963).

102. —, N.-Å. HILLARP, G. THIEME, and A. TORPE: Fluorescence of catecholamines and related compounds condensed with formaldehyde. J. Histochem. Cytochem. **10**, 348—354 (1962).

103. FARMER, J. B.: Impairment of sympathetic nerve responses by dopa, dopamine and their α-methyl analogues. J. Pharm. Pharmacol. **17**, 640—646 (1965).

104. — Indirect sympathomimetic actions of dopamine. J. Pharm. Pharmacol. **18**, 261—262 (1966).

105. —, and B. PETCH: Interaction of cocaine and tyramine on the isolated mammalian heart. J. Pharm. Pharmacol. **15**, 639—643 (1963).

106. FARRANT, J.: Interactions between cocaine, tyramine and noradrenaline at the noradrenaline store. Brit. J. Pharmacol. **20**, 540—549 (1963).

107. FELDBERG, W., u. O. KRAYER: Das Auftreten eines azetylcholinartigen Stoffes im Herzvenenblut von Warmblütern bei Reizung der Nervi vagi. Naunyn-Schmiedebergs Arch. exp. Path. Pharmak. **172**, 170—193 (1933).

108. FELLMAN, J. H.: Purification and properties of adrenal L-dopa decarboxylase. Enzymologia **20**, 366—375 (1959).

109. FISCHER, J. E., W. D. HORST, and I. J. KOPIN: β-Hydroxylated amines as false neurotransmitters. Brit. J. Pharmacol. **24**, 477—484 (1965).

110. —, I. J. KOPIN, and V. K. WEISE: Release of bretylium-H³ (B-H³) by sympathetic nerve stimulation. Fed. Proc. **24**, 514 (1965).

111. —, V. K. WEISE, and I. J. KOPIN: Interactions of bretylium and acetylcholine at sympathetic nerve endings. J. Pharmacol. exp. Ther. **153**, 523—529 (1966).

112. FLECKENSTEIN, A., u. D. STÖCKLE: Die Hemmung der Neuro-Sympathomimetica durch Cocain. Naunyn-Schmiedebergs Arch. exp. Path. Pharmak. **224**, 401—415 (1955).

113. FLEMING, W. W., and U. TRENDELENBURG: Development of supersensitivity to norepinephrine after pretreatment with reserpine. J. Pharmacol. exp. Ther. **133**, 41—51 (1961).

114. FOLKOW, B.: Impulse frequency in sympathetic vasomotor fibres correlated to the release and elimination of the transmitter. Acta physiol. scand. **25**, 49—76 (1952).

115. —, and J. HÄGGENDAL: Quantitative studies in the transmitter release at adrenergic nerve endings. Acta physiol. scand. **70**, 453—454 (1967).

116. FURCHGOTT, R. F., S. M. KIRPEKAR, M. RIEKER, and A. SCHWAB: Actions and interactions of norepinephrine, tyramine and cocaine on aortic strips of rabbit and left atria of guinea pig and cat. J. Pharmacol. exp. Ther. **142**, 39—58 (1963).

117. Furchgott, R. F., P. Weinstein, H. Huebl, P. Bozorgmehri, and R. Mensendiek: Effect of inhibition of monoamine oxidase on response of rabbit aortic strips to sympathomimetic amines. Fed. Proc. **14**, 341—342 (1955).

118. Gaddum, J. H., and L. G. Goodwin: Experiments on liver sympathin. J. Physiol. (Lond.) **105**, 357—369 (1947).

119. —, and H. Kwiatkowski: Properties of the substance liberated by adrenergic nerves in the rabbit's ear. J. Physiol. (Lond.) **96**, 385—391 (1939).

120. Garattini, S., and A. Bizzi: Effect of drugs on mobilization of free fatty acid. Pharmacol. Rev. **18**, 243—251 (1966).

121. Gerold, M.: Persönliche Mitteilung.

122. Gertner, S. B.: Ganglionic block and monoamine oxidase inhibitors. Nature (Lond.) **183**, 750—751 (1959).

123. — The effects of monoamine oxidase inhibitors on ganglionic transmission. J. Pharmacol. exp. Ther. **131**, 223—230 (1961).

124. Gessa, G. L., E. Cuenca, and E. Costa: On the mechanism of hypotensive effects of MAO inhibitors. Ann. N. Y. Acad. Sci. **107**, 935—944 (1963).

125. Gillis, C. N., and D. M. Paton: Effects of hypothermia and anoxia on retention of noradrenaline by the cat perfused heart. Brit. J. Pharmacol. **26**, 426—434 (1966).

126. —, and D. M. Paton: Cation dependence of the norepinephrine-uptake process in heart slices. Circulat. **34**, Suppl. 3, 110 (1966).

127. Gillis, R. A., H. E. Shister, and K. I. Melville: Effects of methyldopa (Aldomet®) on cardiovascular responses to adrenaline, noradrenaline and tyramine in rabbits. Arch. int. Pharmacodyn. **159**, 219—233 (1966).

128. Glowinski, J., and L. L. Iversen: Regional studies of catecholamines in the rat brain. I. The disposition of H^3-norepinephrine, H^3-dopamine and H^3-dopa in various regions of the brain. J. Neurochem. **13**, 655—669 (1966).

129. Goldberg, L. I., and F. M. Da Costa: Selective depression of sympathetic transmission by intravenous administration of iproniazid and harmine. Proc. Soc. exp. Biol. (N. Y.) **105**, 223—227 (1960).

130. — —, and M. Ozaki: Actions of the decarboxylase inhibitor, α-methyl-3,4-dihydroxyphenylalanine in the dog. Nature (Lond.) **188**, 502—504 (1960).

131. Goldberg, N. D., and F. E. Shideman: Species differences in the cardiac effects of a monoamine oxidase inhibitor. J. Pharmacol. exp. Ther. **136**, 142—151 (1962).

132. Goldstein, M., and B. Anagnoste: The conversion *in vivo* of D-amphetamine to (+)-p-hydroxynorephedrine. Biochim. biophys. Acta (Amst.) **107**, 166—168 (1965).

133. — —, E. Lauber, and M. R. McKereghan: Inhibition of dopamine β-hydroxylase by disulfiram. Life Sciences **3**, 763—768 (1964).

134. —, E. Lauber, and M. R. McKereghan: Studies on the purification and characterization of 3,4-dihydroxyphenylethylamine β-hydroxylase. J. biol. Chem. **240**, 2066—2072 (1965).

135. —, J. M. Musacchio, and J. F. Contrera: The inhibition *in vivo* of norepinephrine synthesis by adrenalone. Biochem. Pharmacol. **11**, 809—811 (1962).

136. Goodall, Mc. C.: Studies of adrenaline and noradrenaline in mammalian hearts and suprarenals. Acta physiol. scand. **24**, Suppl. 85 (1951).

137. —, and N. Kirshner: Biosynthesis of epinephrine and norepinephrine by sympathetic nerves and ganglia. Circulat. **17**, 366—371 (1958).

138. Goodman, L. S., and A. Gilman: The pharmacological basis of therapeutics. 3rd ed. New York: Macmillan 1965.

139. Green, H., and R. W. Erickson: Effect of trans-2-phenylcyclopropylamine upon norepinephrine concentration and monoamine oxidase activity of rat brain. J. Pharmacol. exp. Ther. **129**, 237—242 (1960).

140. Griesemer, E. C., C. A. Dragstedt, J. A. Wells, and E. A. Zeller: Adrenergic blockade by iproniazid. Experientia (Basel) **11**, 182—183 (1955).

141. Grobecker, H., P. Holtz u. H. K. Müller: Die Wirkung von α-Methyldopa und Dopa auf den Brenzcatechinamingehalt des Herzens, der Nebennieren und der Haut des Frosches sowie auf die Melanophoren der Froschhaut. Naunyn-Schmiedebergs Arch. exp. Path. Pharmak. **255**, 474—490 (1966).

142. Gutman, Y., and H. Weil-Malherbe: Subcellular distribution of noradrenaline after cold exposure. Brit. J. Pharmacol. **30**, 4—10 (1967).

143. — — The intracellular distribution of brain catecholamines. J. Neurochem. **14**, 619—625 (1967).

144. Haefely, W.: Persönliche Mitteilung.

145. —, A. Hürlimann, and H. Thoenen: The response to tyramine of the normal and denervated nictitating membrane of the cat: analysis of the mechanism and sites of action. Brit. J. Pharmacol. **21**, 27—38 (1963).

146. — — — Struktur-Wirkungs-Beziehungen in einer Reihe von Phenylaethylaminen nach funktioneller Isolierung ihrer Wirkung auf α-adrenergische Receptoren. Helv. physiol. pharmacol. Acta **22**, C 125—C 127 (1964).

147. — — — The effect of stimulation of sympathetic nerves in the cat treated with reserpine, α-methyldopa and α-methylmetatyrosine. Brit. J. Pharmacol. **26**, 172—185 (1966).

148. — — — A quantitative study of the effect of cocaine on the response of the cat nictitating membrane to nerve stimulation and to injected noradrenaline. Brit. J. Pharmacol. **22**, 5—21 (1964).

149. — — — Relation between the rate of stimulation and the quantity of noradrenaline liberated from sympathetic nerve endings in the isolated perfused spleen of the cat. J. Physiol. (Lond.) **181**, 48—58 (1965).

150. — — — Adrenergic transmitter changes and response to sympathetic stimulation after differing pretreatment with α-methyldopa. Brit. J. Pharmacol. **31**, 105—119 (1967).

151. — — — The effect of sympathetic nerve stimulation in cats pretreated with α-methyl-meta-tyrosine. Life Sciences **4**, 913—918 (1965).

152. Hagen, P.: The storage and release of catecholamines. Pharmacol. Rev. **11**, 361—373 (1959).

153. — Observations on the substrate specificity of dopa decarboxylase from ox adrenal medulla, human phaeochromocytoma and human argentaffinoma. Brit. J. Pharmacol. **18**, 175—182 (1962).

154. Haugaard, N., and M. E. Hess: Actions of autonomic drugs on phosphorylase activity and function. Pharmacol. Rev. **17**, 27—69 (1965).

155. — — The influence of catecholamines on heart function and phosphorylase activity. Pharmacol. Rev. **18**, 197—203 (1966).

156. Henning, M., and P. A. van Zwieten: Central hypotensive effect of α-methyldopa. J. Pharm. Pharmacol. **19**, 403—405 (1967).

157. Hertting, G.: Effect of drugs and sympathetic denervation on noradrenaline uptake and binding in animal tissues. In: G. B. Koelle, W. W. Douglas and A. Carlsson: Pharmacology of cholinergic and adrenergic transmission, pp. 277—288. Oxford: Pergamon Press 1965.

158. Hertting, G., J. Axelrod, I. J. Kopin, and L. G. Whitby: Lack of uptake of catecholamines after chronic denervation of sympathetic nerves. Nature (Lond.) **189**, 66 (1961).

159. — —, and R. W. Patrick: Actions of bretylium and guanethidine on the uptake and release of H^3-noradrenaline. Brit. J. Pharmacol. **18**, 161—166 (1962).

160. — —, and L. G. Whitby: Effect of drugs on the uptake and metabolism of H^3-norepinephrine. J. Pharmacol. exp. Ther. **134**, 146—153 (1961).

161. —, and T. Schiefthaler: The effect of stellate ganglion excision on the catecholamine content and the uptake of H^3-norepinephrine in the heart of the cat. Int. J. Neuropharmacol. **3**, 65—69 (1964).

162. Hess, S. M., R. H. Connamacher, M. Ozaki, and S. Udenfriend: The effects of α-methyl-dopa and α-methyl-meta-tyrosine on the metabolism of norepinephrine and serotonin *in vivo*. J. Pharmacol. exp. Ther. **134**, 129—138 (1961).

163. Hillarp, N.-Å.: Adenosinephosphates and inorganic phosphate in the adrenaline and noradrenaline containing granules of the adrenal medulla. Acta physiol. scand. **42**, 321—332 (1958).

164. —, S. Lagerstedt, and B. Nilson: The isolation of a granular fraction from the suprarenal medulla, containing the sympathomimetic catecholamines. Acta physiol. scand. **29**, 251—263 (1953).

165. Hökfelt, T.: The effect of reserpine on the intraneuronal vesicles of the rat vas deferens. Experientia (Basel) **22**, 56 (1966).

166. Holtmeier, H. J., A. von Klein-Wisenberg u. F. Marongiu: Vergleichende Untersuchungen über die blutdrucksenkende Wirkung von α-Methyl-Dopa und α-Methyl-m-tyrosin. Dtsch. med. Wschr. **91**, 198—205 (1966).

167. Holtz, P.: Role of L-dopa decarboxylase in the biosynthesis of catecholamines in nervous tissue and the adrenal medulla. Pharmacol. Rev. **11**, 317—329 (1959).

168. —, W. Osswald u. K. Stock: Über die Beeinflussung der Wirkungen sympathicomimetischer Amine durch Cocain und Reserpin. Naunyn-Schmiedebergs Arch. exp. Path. Pharmak. **239**, 14—28 (1960).

169. Holzbauer, M., and M. Vogt: Depression by reserpine of the noradrenaline concentration in hypothalamus of the cat. J. Neurochem. **1**, 8—11 (1956).

170. Horwitz, D., and A. Sjoerdsma: Effects of alpha-methyl-meta-tyrosine intravenously in man. Life Sciences **3**, 41—48 (1964).

171. Hubbard, J. I.: The effect of calcium and magnesium on the spontaneous release of transmitter from mammalian motor nerve endings. J. Physiol. (Lond.) **159**, 507—517 (1961).

172. Hürlimann, A., W. Haefely, and H. Thoenen: Methods of evaluating antidepressant drugs. In: P. Mantegazza and F. Piccinini: Methods in drug evaluation, pp. 238—250. Amsterdam: North-Holland Publishing Co. 1966.

173. —, u. H. Thoenen: Unveröffentlichte Resultate.

174. — — u. W. Haefely: Ein möglicher Wirkungsmechanismus antidepressiv wirkender Substanzen: Die Beeinflussung des adrenergen Überträgersystems. Schweiz. Arch. Neurol. Psychiat. **94**, 468—470 (1964).

175. Huković, S., u. E. Muscholl: Die Noradrenalin-Abgabe aus dem isolierten Kaninchenherzen bei sympathischer Nervenreizung und ihre pharmakologische Beeinflussung. Naunyn-Schmiedebergs Arch. exp. Path. Pharmak. **244**, 81—96 (1962).

176. Iversen, L. L.: The uptake of noradrenaline by the isolated perfused rat heart. Brit. J. Pharmacol. **21**, 523—537 (1963).
177. — Inhibition of noradrenaline uptake by sympathomimetic amines. J. Pharm. Pharmacol. **16**, 435—437 (1964).
178. — The inhibition of noradrenaline uptake by drugs. In: N. J. Harper and A. B. Simmonds: Advances in drug research 2, pp. 1—46. London: Academic Press 1965.
179. — Accumulation of α-methyltyramine by the noradrenaline uptake process in the isolated rat heart. J. Pharm. Pharmacol. **18**, 481—484 (1966).
180. — The uptake and storage of noradrenaline in sympathetic nerves. Cambridge: University Press 1967.
181. —, and E. A. Kravitz: Sodium dependence of transmitter uptake at adrenergic nerve terminals. Mol. Pharmac. **2**, 360—362 (1966).
182. Jenkinson, D. H.: The nature of the antagonism between calcium and magnesium ions at the neuromuscular junction. J. Physiol. (Lond.) **138**, 434—444 (1957).
183. Kakimoto, Y., and M. D. Armstrong: On the identification of octopamine in mammals. J. biol. Chem. **237**, 422—427 (1962).
184. Katz, B.: The transmission of impulses from nerve to muscle, and the subcellular unit of synaptic action. Proc. roy. Soc. Edinb. B **155**, 455—477 (1962).
185. Kaufman, S.: Coenzymes and hydroxylases: ascorbate and dopamine-β-hydroxylase; tetrahydropteridines and phenylalanine and tyrosine hydroxylases. Pharmacol. Rev. **18**, 61—69 (1966).
186. —, and S. Friedman: Dopamine-β-hydroxylase. Pharmacol. Rev. **17**, 71—100 (1965).
187. Kirpekar, S. M., and Y. Misu: Release of noradrenaline by splenic nerve stimulation and its dependence on calcium. J. Physiol. (Lond.) **188**, 219—234 (1967).
188. —, and A. R. Wakade: Factors influencing norepinephrine (NE) uptake in spleen. Fed. Proc. **26**, 569 (1967).
189. Kirshner, N.: Biosynthesis of adrenaline and noradrenaline. Pharmacol. Rev. **11**, 350—360 (1959).
190. —, and Mc C. Goodall: Biosynthesis of adrenaline and noradrenaline by adrenal slices. Fed. Proc. **15**, 110—111 (1956).
191. —, H. J. Sage, and W. J. Smith: Mechanism of secretion from the adrenal medulla. II. Release of catecholamines and storage vesicle protein in response to chemical stimulation. Mol. Pharmac. **3**, 254—265 (1967).
192. Klerman, G. L., and J. O. Cole: Clinical pharmacology of imipramine and related antidepressant compounds. Pharmacol. Rev. **17**, 101—141 (1965).
193. Kobinger, W., u. N. F. Friis: Beeinflussung von Gefäßreaktionen am isolierten Kaninchenohr durch Monoaminoxydasehemmkörper. Naunyn-Schmiedebergs Arch. exp. Path. Pharmak. **242**, 238—246 (1961).
194. Kopin, I. J.: Biochemical aspects of release of norepinephrine and other amines from sympathetic nerve endings. Pharmacol. Rev. **18**, 513—523 (1966).
195. — Biochemical aspects of storage and release of biogenic amines from sympathetic nerves. In: Mechanisms of release of biogenic amines, pp. 229 to 246. Oxford: Pergamon Press 1966.
196. —, J. E. Fischer, J. Musacchio, and W. D. Horst: Evidence for a false neurochemical transmitter as a mechanism for the hypotensive effect of monoamine oxidase inhibitors. Proc. nat. Acad. Sci. (Wash.) **52**, 716—721 (1964).

197. KOPIN, I. J., J. E. FISCHER, J. MUSACCHIO, W. D. HORST, and V. K. WEISE: "False neurochemical transmitters" and the mechanism of sympathetic blockade by monoamine oxidase inhibitors. J. Pharmacol. exp. Ther. **147**, 186—193 (1965).

198. KUKOVETZ, W. R., u. F. LEMBECK: Untersuchungen über die adrenalinpotenzierende Wirkung von Cocain und Denervierung. Naunyn-Schmiedebergs Arch. exp. Path. Pharmak. **242**, 467—479 (1962).

199. LAVERTY, R., and D. F. SHARMAN: The estimation of small quantities of 3,4-dihydroxyphenylethylamine in tissues. Brit. J. Pharmacol. **24**, 538—548 (1965).

200. LEE, F. L.: The relation between norepinephrine content and response to sympathetic nerve stimulation of various organs of cats pretreated with reserpine. J. Pharmacol. exp. Ther. **156**, 137—141 (1967).

201. LEE, W. C., Y. H. SHIN, and F. E. SHIDEMAN: Cardiac activities of several monoamine oxidase inhibitors. J. Pharmacol. exp. Ther. **133**, 180—185 (1961).

202. LEMIEUX, G., A. DAVIGNON, and J. GENEST: Depressive states during rauwolfia therapy for arterial hypertension. A report of 30 cases. Canad. med. Ass. J. **74**, 522—526 (1956).

203. LEVER, J. D., and A. C. ESTERHUIZEN: Fine structure of the arteriolar nerves in the guinea pig pancreas. Nature (Lond.) **192**, 566—567 (1961).

204. LEVI-MONTALCINI, R., and P. U. ANGELETTI: Noradrenaline and monoaminoxidase content in immunosympathectomized animals. Int. J. Neuropharmacol. **1**, 161—164 (1962).

205. —, and B. BOOKER: Excessive growth of the sympathetic ganglia evoked by a protein isolated from mouse salivary glands. Destruction of the sympathetic ganglia in mammals by an antiserum to a nerve-growth protein. Proc. nat. Acad. Sci. (Wash.) **46**, 373—391 (1960).

206. LEVIN, E. Y., and S. KAUFMAN: Studies on the enzyme catalysing the conversion of 3,4-dihydroxyphenylethylamine to norepinephrine. J. biol. Chem. **236**, 2043—2049 (1961).

207. LEVINE, R. J.: Inhibition of monoamine oxidase activity in sympathetic ganglia of the cat. Biochem. Pharmacol. **11**, 395—396 (1962).

208. —, and A. SJOERDSMA: Dissociation of the decarboxylase-inhibiting and norepinephrine-depleting effects of α-methyl-dopa, α-ethyl-dopa, 4-bromo-3-hydroxy-benzyloxy-amine and related substances. J. Pharmacol. exp. Ther. **146**, 42—47 (1964).

209. LINDMAR, R., u. E. MUSCHOLL: Einfluß von Pharmaka auf die Elimination von Noradrenalin aus der Perfusionsflüssigkeit des isolierten Herzens. Naunyn-Schmiedebergs Arch. exp. Path. Pharmak. **243**, 347 (1962).

210. — — Die Wirkung von Pharmaka auf die Elimination von Noradrenalin aus der Perfusionsflüssigkeit und die Noradrenalin-Aufnahme in das isolierte Herz. Naunyn-Schmiedebergs Arch. exp. Path. Pharmak. **247**, 469—492 (1964).

211. — — Die Aufnahme von α-Methylnoradrenalin in das isolierte Kaninchenherz und seine Freisetzung durch Reserpin und Guanethidin *in vivo*. Naunyn-Schmiedebergs Arch. exp. Path. Pharmak. **249**, 529—548 (1965).

212. — — u. E. SPRENGER: Funktionelle Bedeutung der Freisetzung von Dihydroxyephedrin und Dihydroxypseudoephedrin als „falschen" sympathischen Überträgerstoff am Herzen. Naunyn-Schmiedebergs Arch. exp. Path. Pharmak. **256**, 1—25 (1967).

213. LIPPMANN, W., R. LEONARDI, J. BALL, and J. A. COPPOLA: Relationship between hypothalamic catecholamines and gonadotrophin secretion in rats. J. Pharmacol. exp. Ther. **156**, 258—266 (1967).

214. LÖFFELHOLZ, K.: Untersuchungen über die Noradrenalin-Freisetzung durch Acetylcholin am perfundierten Kaninchenherzen. Naunyn-Schmiedebergs Arch. exp. Path. Pharmak. **258**, 108—122 (1967).

215. LOEWI, O.: Über humorale Übertragbarkeit der Herznervenwirkung. Pflügers Arch. ges. Physiol. **189**, 239—242 (1921).

216. — Quantitative und qualitative Untersuchungen über den Sympathicusstoff. Pflügers Arch. ges. Physiol. **237**, 504—514 (1936).

217. —, u. E. NAVRATIL: Über humorale Übertragbarkeit der Herznervenwirkung. 10. Mitteilung. Über das Schicksal des Vagusstoffs. Pflügers Arch. ges. Physiol. **214**, 678—688 (1926).

218. LOVENBERG, W., J. BARCHAS, H. WEISSBACH, and S. UDENFRIEND: Characteristics of the inhibition of aromatic L-amino acid decarboxylase by α-methylamino acids. Arch. Biochem. **103**, 9—14 (1963).

219. —, H. WEISSBACH, and S. UDENFRIEND: Aromatic L-amino acid decarboxylase. J. biol. Chem. **237**, 89—93 (1962).

220. MACGAFFEY, K., and H. JICK: Studies on the mechanism of sodium diuresis following dopamine. Clin. Res. **13**, 311 (1965).

221. MAÎTRE, L., and M. STAEHELIN: Effect of α-methyl-DOPA on myocardial catecholamines. Experientia (Basel) **19**, 573—575 (1963).

222. — — On the norepinephrine replacement by α-methyl-norepinephrine in the rat heart after treatment with α-methyl-DOPA. Experientia (Basel) **23**, 810—811 (1967).

223. MALAISSE, W. J., F. MALAISSE-LAGAE, and D. MAYHEW: A possible role for the adenylcyclase system in insulin secretion. J. clin. Invest. **46**, 1724—1734 (1967).

224. MALMFORS, T.: Studies on adrenergic nerves. Acta physiol. scand. **64**, Suppl. 248 (1965).

225. MANN, M., and G. B. WEST: The nature of hepatic and splenic sympathin. Brit. J. Pharmacol. **5**, 173—177 (1950).

226. — — The nature of uterine and intestinal sympathin. Brit. J. Pharmacol. **6**, 79—82 (1951).

227. MAXWELL, R. A., A. J. PLUMMER, F. SCHNEIDER, H. POVALSKI, and A. I. DANIEL: Pharmacology of [2-(octahydro-1-azocinyl)-ethyl]-guanidine sulfate (SU-5864). J. Pharmac. exp. Ther. **128**, 22—29 (1960).

228. MCDONALD, R. H., L. I. GOLDBERG, J. L. MCNAY, and E. P. TUTTLE: Effects of dopamine in man; augmentation of sodium excretion, glomerular filtration rate, and renal plasma flow. J. clin. Invest. **43**, 1116—1124 (1964).

229. MCGEER, P. L., S. P. BAGCHI, and E. G. MCGEER: Subcellular localization of tyrosine hydroxylase in beef caudate nucleus. Life Sciences **4**, 1859—1867 (1965).

230. MCLENNAN, H.: Synaptic Transmission, 134 pp. Philadelphia: Saunders 1963.

231. MCMILLAN, W. H.: A hypothesis concerning the effect of cocaine on the action of sympathomimetic amines. Brit. J. Pharmacol. **14**, 385—391 (1959).

232. MCNAY, J. L., and L. I. GOLDBERG: Hemodynamic effects of dopamine in the dog before and after alpha adrenergic blockade. Circulat. Res. **18**, Suppl. 1, 110—119 (1966).

233. McNay, J. L., and L. I. Goldberg: Comparison of the effects of dopamine, isoproterenol, norepinephrine and bradykinin on canine renal and femoral blood flow. J. Pharmacol. exp. Ther. 151, 23—31 (1966).
234. —, R. H. McDonald Jr., and L. I. Goldberg: Direct renal vasodilatation produced by dopamine in the dog. Circulat. Res. 16, 510—517 (1965).
235. Meyerson, B. J.: Oestrous behaviour in oestrogen treated ovariectomized rats after chlorpromazine alone or in combination with progesterone, tetrabenazine or reserpine. Acta pharmacol. (Kbh.) 24, 363—376 (1966).
236. Meythaler, F., u. K. Weiler: Durchbrechung der Insulinresistenz mittels α-Methyl-Dopa. Klin. Wschr. 42, 590—592 (1964).
237. Michaelson, I. A., K. L. Richardson, S. H. Snyder, and E. O. Titus: The separation of catecholamine storage vesicles from rat heart. Life Sciences 3, 971—978 (1964).
238. Moppert, J.: Zur Ultrastruktur der phaeochromen Zellen im Nebennierenmark der Ratte. Z. Zellforsch. Abt. Histochem. 74, 32—44 (1966).
239. Mueller, P. S., and D. Horwitz: Plasma free fatty acid and blood glucose responses to analogues of norepinephrine in man. J. Lipid Res. 3, 251—255 (1962).
240. Müller, E. E., Sh. Sawano, A. Arimura, and A. V. Schally: Blockade of release of growth hormone by brain norepinephrine depletors. Endocrinology 80, 471—476 (1967).
241. Musacchio, J. M., J. E. Fischer, and I. J. Kopin: Subcellular distribution and release by sympathetic nerve stimulation of dopamine and α-methyldopamine. J. Pharmacol. exp. Ther. 152, 51—55 (1966).
242. —, and M. Goldstein: Biosynthesis of norepinephrine and norsynephrine in the perfused rabbit heart. Biochem. Pharmacol. 12, 1061—1063 (1963).
243. —, I. J. Kopin, and S. Snyder: Effects of disulfiram on tissue norepinephrine content and subcellular distribution of dopamine, tyramine and their beta-hydroxylated metabolites. Life Sciences 3, 769—775 (1964).
244. — —, and V. K. Weise: Subcellular distribution of some sympathomimetic amines and their β-hydroxylated derivatives in the rat heart. J. Pharmacol. exp. Ther. 148, 22—28 (1965).
245. Muscholl, E.: Effect of cocaine and related drugs on the uptake of noradrenaline by heart and spleen. Brit. J. Pharmacol. 16, 352—359 (1961).
246. — Release of catecholamines from the heart. In: Mechanisms of release of biogenic amines, pp. 247—260. Oxford: Pergamon Press 1966.
247. — Autonomic nervous system: Newer mechanisms of adrenergic blockade. Ann. Rev. Pharmacol. 6, 107—128 (1966).
248. — Die Hemmung der Noradrenalin-Aufnahme des Herzens durch Reserpin und die Wirkung von Tyramin. Naunyn-Schmiedebergs Arch. exp. Path. Pharmak. 240, 234—241 (1960).
249. —, and L. Maître: Release by sympathetic stimulation of α-methyl noradrenaline stored in the heart after administration of α-methyl dopa. Experientia (Basel) 19, 658—659 (1963).
250. —, u. K. H. Rahn: Nachweis von α-Methylnoradrenalin im Harn von Hypertonikern während einer Behandlung mit α-Methyldopa. Klin. Wschr. 44, 1412—1413 (1966).
251. —, u. E. Weber: Die Hemmung der Aufnahme von α-Methyl-noradrenalin in das Herz durch sympathomimetische Amine. Naunyn-Schmiedebergs Arch. exp. Path. Pharmak. 252, 134—143 (1965).
252. Nagatsu, T., M. Levitt, and S. Udenfriend: The initial step in norepinephrine biosynthesis. J. biol. Chem. 239, 2910—2917 (1964).

253. Neff, N. H., and E. Costa: The influence of monoamine oxidase inhibition on catecholamine synthesis. Life Sciences 5, 951—959 (1966).

254. Nickerson, M.: The pharmacology of adrenergic blockade. Pharmacol. Rev. 1, 27—101 (1949).

255. Norberg, K. A., and B. Hamberger: The sympathetic adrenergic neuron. Acta physiol. scand. 63, Suppl. 238 (1964).

256. Oates, J. A., L. Gillespie, S. Udenfriend, and A. Sjoerdsma: Decarboxylase inhibition and blood pressure reduction by α-methyl-3,4-dihydroxy-DL-phenylalanine. Science 131, 1890—1891 (1960).

257. Outschoorn, A. S., and M. Vogt: The nature of cardiac sympathin in the dog. Brit. J. Pharmacol. 7, 319—324 (1952).

258. Peart, W. S.: The nature of splenic sympathin. J. Physiol. (Lond.) 108, 491—501 (1949).

259. Pellegrino de Iraldi, A., and E. DeRobertis: Action of reserpine on the submicroscopic morphology of the pineal gland. Experientia (Basel) 17, 122—124 (1961).

260. Pennefather, J. N., and M. J. Rand: Increase in noradrenaline content of tissues after infusion of noradrenaline, dopamine and L-DOPA. J. Physiol. (Lond.) 154, 277—287 (1960).

261. Philippu, A., u. H. J. Schümann: Über die Bedeutung der Calcium- und Magnesiumionen für die Speicherung der Nebennierenmark-Hormone. Naunyn-Schmiedebergs Arch. exp. Path. Pharmak. 252, 339—358 (1966).

262. — — Bildung und Speicherung von α-Methylnoradrenalin. Naunyn-Schmiedebergs Arch. exp. Path. Pharmak. 256, 183—195 (1967).

263. Pletscher, A.: Wirkung von Isopropyl-isonicotinsäurehydrazid auf den Stoffwechsel von Catecholaminen und 5-Hydroxytryptamin im Gehirn. Schweiz. med. Wschr. 87, 1532—1534 (1957).

264. — Einfluß von Isopropyl-isonicotinsäurehydrazid auf den Katecholamingehalt des Myokards. Experientia (Basel) 14, 73—74 (1958).

265. — Monoaminoxydase-Hemmer. Dtsch. med. Wschr. 86, 647—657 (1961).

266. — Pharmacology of antidepressants. Int. Psychiat. Clinics 2, 861—883 (1965).

267. — Inhibitors of monoamine oxidase: Relation between pharmacological and clinical effects. III. Int. Pharmacol. Congr., São Paulo, Abstr. No. 265, p. 106. São Paulo: Rev. dos Tribunais 1966.

268. —, A. Brossi, and K. F. Gey: Benzoquinolizine derivatives, a new class of monoamine decreasing drugs with psychotropic action. Int. Rev. Neurobiol. 6, 275—306 (1962).

269. —, K. F. Gey, and W. P. Burkard: Inhibition of monoamine oxidase and decarboxylase of aromatic amino acids. In: Handbuch der experimentellen Pharmakologie, Vol. 9. Berlin-Heidelberg-New York: Springer 1966.

270. — — Zur Biochemie der Pharmaka, welche den Monoamin-Stoffwechsel im Gehirn beeinflussen. Psychiat. Neurol. (Basel) 140, 165—174 (1960).

271. — — u. P. Zeller: Monoaminoxydase-Hemmer. In: E. Jucker: Fortschritte der Arzneimittelforschung 2, 417—590 (1960).

272. —, and B. Pellmont: Biochemical and pharmacologic actions of Marsilid on the heart. J. clin. Psychopath. 19, Suppl. 1, 163—168 (1958).

273. Plummer, A. J.: Pharmakologie neuer Hypotensiva. In: K. D. Bock u. P. Cottier: Essentielle Hypertonie, pp. 262—282. Berlin-Göttingen-Heidelberg: Springer 1960.

274. Porte, D. Jr.: A receptor mechanism for the inhibition of insulin release by epinephrine in man. J. clin. Invest. 46, 86—94 (1967).

275. PORTE, D. JR., A. L. GRABER, T. KUZUYA, and R. H. WILLIAMS: The effect of epinephrine on immunoreactive insulin levels in man. J. clin. Invest. **45**, 228—236 (1966).
276. PORTER, C. C., J. A. TOTARO, and C. M. LEIBY: Some biochemical effects of α-methyl-3,4-dihydroxyphenylalanine and related compounds in mice. J. Pharmacol. exp. Ther. **134**, 139—145 (1961).
277. —, L. S. WATSON, D. C. TITUS, J. A. TOTARO, and S. S. BYER: Inhibition of DOPA decarboxylase by the hydrazino analogue of α-methyldopa. Biochem. Pharmacol. **11**, 1067—1077 (1962).
278. POTTER, L. T.: Storage of norepinephrine in sympathetic nerves. Second International Catecholamine Symposium. Pharmacol. Rev. **18**, 439—453 (1966).
279. —, and J. AXELROD: Intracellular localization of catecholamines in tissues of the rat. Nature (Lond.) **194**, 581—582 (1962).
280. — — Properties of norepinephrine storage particles of the rat heart. J. Pharmacol. exp. Ther. **142**, 299—305 (1963).
281. POWELL, C. E., and I. H. SLATER: Blocking of inhibitory adrenergic receptors by a dichloro analogue of isoproterenol. J. Pharmacol. exp. Ther. **122**, 480—488 (1958).
282. RAAB, W., u. W. GIGEE: Die Katecholamine des Herzens. Naunyn-Schmiedebergs Arch. exp. Path. Pharmak. **219**, 248—262 (1953).
283. — — Specific avidity of heart muscle to absorb and store epinephrine and norepinephrine. Circulat. Res. **3**, 553—558 (1955).
284. RICHARDSON, K. C.: The fine structure of autonomic nerve endings in smooth muscle of the rat vas deferens. J. Anat. (Lond.) **96**, 427—442 (1962).
285. — Structural and experimental studies on autonomic nerve endings in smooth muscle. Second international pharmacological meeting, Prague, 20—23 August 1963. Abstracts and titles of papers in the field of Pharmacology. Biochem. Pharmacol. Suppl. to Volume **12**, Nr. 37, p. 10 (1963).
286. — The fine structure of the albino rabbit iris with special reference to the identification of adrenergic and cholinergic nerves and nerve endings in its intrinsic muscles. Amer. J. Anat. **114**, 173—184 (1964).
287. ROSELL, S., I. J. KOPIN, and J. AXELROD: Fate of H[3]-norepinephrine in skeletal muscle before and following nerve stimulation. Amer. J. Physiol. **205**, 317—321 (1963).
288. ROSS, S. B., and A. L. RENYI: Uptake of some tritiated sympathomimetic amines by mouse brain cortex slices *in vitro*. Acta pharmacol. (Kbh.) **24**, 297—309 (1966).
289. — — Uptake of tritiated tyramine and (+)-amphetamine by mouse heart slices. J. Pharm. Pharmacol. **18**, 756—757 (1966).
290. RUBIN, R. P., and S. D. JAANUS: A study of the release of catecholamines from the adrenal medulla by indirectly acting sympathomimetic amines. Naunyn-Schmiedebergs Arch. exp. Path. Pharmak. **254**, 125—137 (1966).
291. SAGE, H. J., W. J. SMITH, and N. KIRSHNER: Mechanism of secretion from the adrenal medulla. I. A microquantitative immunologic assay for bovine adrenal catecholamine storage vesicle protein and its application to studies of the secretory process. Mol. Pharmac. **3**, 81—89 (1967).
292. SCHANKER, L. S., and A. S. MORRISON: Physiological disposition of guanethidine in the rat and its uptake by heart slices. Int. J. Neuropharmacol. **4**, 27—39 (1965).
293. SCHILDKRAUT, J. J.: The catecholamine hypothesis of affective disorders. A review of supporting evidence. Amer. J. Psychiat. **122**, 509—522 (1965).

294. Schildkraut, J. J., and S. S. Kety: Biogenic amines and emotion. Science 156, 21—30 (1967).

295. —, S. M. Schanberg, G. R. Breese, and I. J. Kopin: Norepinephrine metabolism and drugs used in the affective disorders: a possible mechanism of action. Amer. J. Psychiat. 124, 600—608 (1967).

296. Schneider, F. H., A. D. Smith, and H. Winkler: Secretion from the adrenal medulla: biochemical evidence for exocytosis. Brit. J. Pharmacol. 31, 94—104 (1967).

297. Schoepke, H. G., and R. G. Wiegand: Relation between norepinephrine accumulation or depletion and blood pressure responses in the cat and rat following pargyline administration. Ann. N.Y. Acad. Sci. 107, 924—934 (1963).

298. Schümann, H. J.: Über den Noradrenalin- und ATP-Gehalt sympathischer Nerven. Naunyn-Schmiedebergs Arch. exp. Path. Pharmak. 233, 296—300 (1958).

299. — Über die Verteilung von Noradrenalin und Hydroxytyramin in sympathischen Nerven (Milznerven). Naunyn-Schmiedebergs Arch. exp. Path. Pharmak. 234, 17—25 (1958).

300. — u. H. Grobecker: Nachweis und Lokalisation von α-Methyl-Noradrenalin in Meerschweinchenorganen nach Vorbehandlung mit α-Methyl-Dopa. Naunyn-Schmiedebergs Arch. exp. Path. Pharmak. 247, 297—298 (1964).

301. — — Über die Wirkung von α-Methyl-Dopa auf den Brenzcatechinamingehalt von Meerschweinchenorganen. Naunyn-Schmiedebergs Arch. exp. Path. Pharmak. 251, 48—61 (1965).

302. — u. A. Philippu: Untersuchungen zum Mechanismus der Freisetzung von Brenzcatechinaminen durch Tyramin. Naunyn-Schmiedebergs Arch. exp. Path. Pharmak. 241, 273—280 (1961).

303. Seiden, L. S., and A. Carlsson: Brain and heart catecholamine levels after L-dopa administration in reserpine treated mice: correlations with a conditioned avoidance response. Psychopharmacologia (Berl.) 5, 178—181 (1964).

304. Shore, P. A.: Release of serotonin and catecholamines by drugs. Pharmacol. Rev. 14, 531—550 (1962).

305. — The mechanism of norepinephrine depletion by reserpine, metaraminol and related agents. The role of monoamine oxidase. Pharmacol. Rev. 18, 561—568 (1966).

306. —, H. S. Alpers, and D. Busfield: On the mechanism of norepinephrine depletion by reserpine, metaraminol and related compounds and antagonism by monoamine oxidase inhibition. In: Mechanism of release of biogenic amines, pp. 319—329. Oxford: Pergamon Press 1966.

307. —, D. Busfield, and H. S. Alpers: Binding and release of metaraminol: mechanism of norepinephrine depletion by α-methyl-m-tyrosine and related agents. J. Pharmacol. exp. Ther. 146, 194—199 (1964).

308. Sjoerdsma, A., W. Lovenberg, J. A. Oates, J. R. Crout, and S. Udenfriend: Alterations in the pattern of amine excretion in man produced by a monoamine oxidase inhibitor. Science 130, 225 (1959).

309. —, A. Vendsalu, and K. Engelman: Studies on the metabolism and mechanism of action of methyldopa. Circulation 28, 492—502 (1963).

310. Smith, W. J., and N. Kirshner: A specific soluble protein from the catecholamine storage vesicles of bovine adrenal medulla. I. Purification and chemical characterization. Mol. Pharmac. 3, 52—62 (1967).

311. Sourkes, T. L.: Inhibition of dihydroxyphenylalanine decarboxylase by derivatives of phenylalanine. Arch. Biochem. 51, 444—456 (1954).

312. Sourkes, T. L.: DOPA decarboxylase: substrates, coenzyme, inhibitors. (Second International Catecholamine Symposium, Milan.) Pharmacol. Rev. **18**, 53—60 (1966).
313. Spector, S., C. W. Hirsch, and B. B. Brodie: Association of behavioural effects of pargyline, a non-hydrazide MAO inhibitor with increase in brain norepinephrine. Int. J. Neuropharmacol. **2**, 81—93 (1963).
314. —, D. Prockop, P. A. Shore, and B. B. Brodie: Effect of iproniazid on brain levels of norepinephrine and serotonin. Science **127**, 704 (1958).
315. —, A. Sjoerdsma, P. Zaltzman-Nirenberg, M. Levitt, and S. Udenfriend: Norepinephrine synthesis from tyrosine-C^{14} in isolated perfused guinea pig heart. Science **139**, 1299—1301 (1963).
316. Steinberg, D.: Catecholamine stimulation of fat mobilization and its metabolic consequences. Pharmacol. Rev. **18**, 217—235 (1966).
317. Stjärne, L.: Studies of catecholamine uptake, storage and release mechanisms. Acta physiol. scand. **62**, *Suppl.* 228 (1964).
318. — Studies of noradrenaline biosynthesis in nerve tissue. Acta physiol. scand. **67**, 441—454 (1966).
319. — Storage particles in noradrenergic tissues. (Second International Catecholamine Symposium, Milan.) Pharmacol. Rev. **18**, 425—432 (1966).
320. —, and F. Lishajko: Localization of different steps in noradrenaline synthesis to different fractions of a bovine splenic nerve homogenate. Biochem. Pharmacol. **16**, 1719—1728 (1967).
321. Stone, C. A., C. A. Ross, H. C. Wenger, C. T. Ludden, J. A. Blessing, J. A. Totaro, and C. C. Porter: Effect of α-methyl-3,4-dihydroxyphenylalanine (methyldopa), reserpine and related agents on some vascular responses in the dog. J. Pharmacol. exp. Ther. **136**, 80—88 (1962).
322. Sugarman, S. R., H. S. Margolius, C. Bariso, and T. E. Gaffney: An explanation for transient impairment of sympathetic nerve function by α-methyldopa. Clin. Res. **13**, 403 (1965).
323. Superstine, E., and F. G. Sulman: The mechanism of the push and pull principle. VII. Endocrine effects of chlordiazepoxide, diazepam and guanethidine. Arch. int. Pharmacodyn. **160**, 133—146 (1966).
324. Sutherland, E. W., and G. A. Robison: Metabolic effects of catecholamines. The role of cyclic-3′,5′-AMP in responses to catecholamines and other hormones. Pharmacol. Rev. **18**, 145—161 (1966).
325. Tainter, M. L., and F. P. Luduena: Sympathetic hormonal transmission. Recent Progr. Hormone Res. **5**, 3—55 (1950).
326. Taylor, P. W., C. A. Chidsey, K. C. Richardson, T. Cooper, and I. A. Michaelson: Subcellular distribution of norepinephrine in the normal and surgically denervated cat heart. Biochem. Pharmacol. **15**, 681—689 (1966).
327. Thoenen, H.: Unveröffentlichte Resultate.
328. —, M. Gerold, W. Haefely, and A. Hürlimann: Norepinephrine depleting and antihypertensive effect of 4-methoxy-3,5-dihydroxyphenylalanine. Experientia (Basel) **24**, 158—159 (1968).
329. —, W. Haefely, K. F. Gey, and A. Hürlimann: Diminished effects of sympathetic nerve stimulation in cats pretreated with disulfiram; liberation of dopamine as sympathetic transmitter. Life Sciences **4**, 2033—2038 (1965).
330. — — — — Quantitative aspects of the replacement of norepinephrine by dopamine as a sympathetic transmitter following inhibition of dopamine-β-hydroxylase by disulfiram. J. Pharmacol. exp. Ther. **156**, 246—251 (1967).

331. THOENEN, H., W. HAEFELY, K. F. GEY, and A. HÜRLIMANN: Die Wirkung der Vorbehandlung mit 5-Hydroxy-Dopa auf die postganglionäre sympathische Transmission der Katze. Naunyn-Schmiedebergs Arch. exp. Path. Pharmak. **257**, 342—343 (1967).

332. — — — — Liberation of α-methyldopamine as a "false" sympathetic transmitter after pretreatment of cats with α-methyldopa and disulfiram. Naunyn-Schmiedebergs Arch. exp. Path. Pharmak. **258**, 181—196 (1967).

333. — — — — Diminished effect of sympathetic nerve stimulation in cats pretreated with 5-hydroxydopa; formation and liberation of false adrenergic transmitters. Naunyn-Schmiedebergs Arch. exp. Path. Pharmak. **259**, 17—33 (1967).

334. — —, G. HÄUSLER, and A. HÜRLIMANN: Formation of a "false" adrenergic transmitter in cats pretreated with 4-methoxy-3,5-dihydroxyphenylalanine and its effects on postganglionic sympathetic transmission. J. Pharmacol. exp. Ther. **162**, 70—79 (1968).

335. —, A. HÜRLIMANN, K. F. GEY, and W. HAEFELY: Liberation of p-hydroxynorephedrine from cat spleen by sympathetic nerve stimulation after pretreatment with amphetamine. Life Sciences **5**, 1715—1722 (1966).

336. — —, and W. HAEFELY: The effect of postganglionic sympathetic stimulation on the isolated, perfused spleen of the cat. Simultaneous determination of norepinephrine output and changes in volume and vascular resistance. Helv. physiol. pharmacol. Acta **21**, 17—26 (1963).

337. — — — The effect of sympathetic nerve stimulation on volume, vascular resistance and norepinephrine output in the isolated perfused spleen of the cat and its modification by cocaine. J. Pharmacol. exp. Ther. **143**, 57—63 (1964).

338. — — — Wirkungen von Phenoxybenzamin, Phentolamin und Azapetin auf adrenergische Synapsen der Katzenmilz. Helv. physiol. pharmacol. Acta **22**, 148—161 (1964).

339. — — — Mode of action of imipramine and 5-(3′-methylaminopropyliden)-dibenzo[a,e]cyclohepta[1,3,5]trien hydrochloride (Ro 4-6011), a new antidepressant drug, on peripheral adrenergic mechanisms. J. Pharmacol. exp. Ther. **144**, 405—414 (1964).

340. — — — Interaction of phenoxybenzamine with guanethidine and bretylium at the sympathetic nerve endings of the isolated perfused spleen of the cat. J. Pharmacol. exp. Ther. **151**, 189—195 (1966).

341. — — — Kationenabhängigkeit der Noradrenalinfreisetzung durch Tyramin. Helv. physiol. pharmacol. Acta **25**, 441—443 (1967).

342. —, J. P. TRANZER, A. HÜRLIMANN u. W. HAEFELY: Untersuchungen zur Frage eines cholinergischen Gliedes in der postganglionären sympathischen Transmission. Helv. physiol. pharmacol. Acta **24**, 229—246 (1966).

343. TRANZER, J. P., u. H. THOENEN: Ultramorphologische Veränderungen der sympathischen Nervenendigungen der Katze nach Vorbehandlung mit 5- und 6-Hydroxy-Dopamin. Naunyn-Schmiedebergs Arch. exp. Path. Pharmak. **257**, 343—344 (1967).

344. — — Significance of empty vesicles in postganglionic sympathetic nerve terminals. Experientia (Basel) **23**, 123—124 (1967).

345. — — Electronmicroscopic localization of 5-hydroxydopamine (3,4,5-trihydroxy-phenyl-ethylamine), a new "false" sympathetic transmitter. Experientia (Basel) **23**, 743—745 (1967).

346. Tranzer, J. P., and H. Thoenen: An electron microscopic study of selective acute degeneration of sympathetic nerve terminals after administration of 6-hydroxy-dopamine. Experientia (Basel) **24**, 155—156 (1968).

347. Trendelenburg, U.: The supersensitivity caused by cocaine. J. Pharmacol. exp. Ther. **125**, 55—65 (1959).

348. — Supersensitivity and subsensitivity to sympathomimetic amines. Pharmacol. Rev. **15**, 255—276 (1963).

349. —, and J. R. Crout: The norepinephrine stores of isolated atria of guinea-pigs treated with reserpine. J. Pharmacol. exp. Ther. **145**, 151—161 (1964).

350. —, A. Muskus, W. W. Fleming, and B. Gomez Alonso de la Sierra: Effect of cocaine, denervation and decentralization on the response of the nictitating membrane to various sympathomimetic amines. J. Pharmacol. exp. Ther. **138**, 181—193 (1962).

351. Tsai, T. H., and W. W. Fleming: Sympathomimetic actions of monoamine oxidase inhibitors in the isolated nictitating membrane of the cat. Biochem. Pharmacol. **14**, 369—371 (1965).

352. — — Antagonism of monoamine oxidase inhibitors against norepinephrine, acetylcholine and potassium in the isolated nictitating membrane of the cat. J. Pharmacol. exp. Ther. **148**, 40—47 (1965).

353. —, S. Z. Langer, and U. Trendelenburg: Effects of dopamine on smooth muscle and on the cardiac pacemaker. J. Pharmacol. exp. Ther. **156**, 310—324 (1967).

354. Udenfriend, S.: Tyrosine hydroxylase. (Second International Catecholamine Symposium, Milan.) Pharmacol. Rev. **18**, 43—52 (1966).

355. —, and C. R. Creveling: Localization of dopamine-β-oxidase in brain. J. Neurochem. **4**, 350—352 (1959).

356. —, and J. B. Wyngaarden: Precursors of adrenal epinephrine and norepinephrine *in vivo*. Biochem. biophys. Acta (Amst.) **20**, 48—52 (1956).

357. —, and P. Zaltzman-Nirenberg: On the mechanism of the norepinephrine release produced by α-methyl-*meta*-tyrosine. J. Pharmacol. exp. Ther. **138**, 194—199 (1963).

358. — —, and T. Nagatsu: Inhibitors of purified beef adrenal tyrosine hydroxylase. Biochem. Pharmacol. **14**, 837—846 (1965).

359. Ullyot, G. E., and J. F. Kervin: β-Haloethylamine adrenergic blocking agents: Chemistry and structure-activity relationships. In: F. F. Blicke and C. M. Suter: Medicinal Chemistry **2**, 234—307. New York: John Wiley 1956.

360. Van Orden, L. S., F. E. Bloom, R. J. Barrnett, and N. J. Giarman: Histochemical and functional relationships of catecholamines in adrenergic nerve endings. I. Participation of granular vesicles. J. Pharmacol. exp. Ther. **154**, 185—199 (1966).

361. —, K. G. Bensch, and N. J. Giarman: Histochemical and functional relationships of catecholamines in adrenergic nerve endings. II. Extravesicular norepinephrine. J. Pharmacol. exp. Ther. **155**, 428—439 (1967).

362. Varma, D. R., and B. G. Benfey: Antagonism of reserpine-induced subsensitivity to tyramine by methyldopa. J. Pharmacol. exp. Ther. **141**, 310—313 (1963).

363. Vaughan, M., and D. Steinberg: The specificity of protein biosynthesis. In: C. B. Anfinsen, K. Bailey, M. L. Anson, and J. T. Edsall: Advances in protein chemistry **14**, 115—173. London: Academic Press 1959.

364. Vogt, M.: The concentration of sympathin in different parts of the central nervous system under normal conditions and after the administration of drugs. J. Physiol. (Lond.) 123, 451—481 (1954).
365. — Sympathomimetic amines in the central nervous system. Brit. med. Bull. 13, 166—171 (1957).
366. Wakade, A. R., and R. F. Furchgott: Dependence of uptake and storage of norepinephrine on energy metabolism. Fed. Proc. 25, 260 (1966).
367. Weiner, N., and O. Jardetzky: A study of catecholamine nucleotide complexes by nuclear magnetic resonance spectroscopy. Naunyn-Schmiedebergs Arch. exp. Path. Pharmak. 248, 308—318 (1964).
368. Werle, E., u. D. Aures: Über die Reinigung und Spezifität der DOPA-Decarboxylase. Hoppe-Seyler's Z. physiol. Chem. 316, 45—60 (1959).
369. Wetzstein, R.: Die phäochromen Granula des Nebennierenmarks im elektronenmikroskopischen Bild. In: H. Nowakowski: 8. Symposium der Deutschen Gesellschaft für Endokrinologie, pp. 33—42. Berlin-Göttingen-Heidelberg: Springer-Verlag 1961.
370. Whitby, L. G., J. Axelrod, and H. Weil-Malherbe: The fate of H^3-norepinephrine in animals. J. Pharmacol. exp. Ther. 132, 193—201 (1961).
371. —, G. Hertting, and J. Axelrod: Effect of cocaine on the disposition of noradrenaline labelled with tritium. Nature (Lond.) 187, 604—605 (1960).
372. White, J. E., and F. L. Engel: A lipolytic action of epinephrine and norepinephrine on rat adipose tissue *in vitro*. Proc. Soc. exp. Biol. (N.Y.) 99, 375—378 (1958).
373. Williamson, J. R.: Kinetic studies of epinephrine effects in the perfused rat heart. Pharmacol. Rev. 18, 205—210 (1966).
374. Winkler, H., N. Strieder u. E. Ziegler: Über Lipide, insbesondere Lysolecithin, in den chromaffinen Granula verschiedener Species. Naunyn-Schmiedebergs Arch. exp. Path. Pharmak. 256, 407—415 (1967).
375. Worledge, S. M., K. C. Carstairs, and J. V. Dacie: Autoimmune haemolytic anaemia associated with α-methyldopa therapy. Lancet 1966 II, 135—139.
376. Zeller, E. A.: Amine oxidase inhibitors. Ann. N.Y. Acad. Sci. 80, 551—1046 (1959).

Sachverzeichnis

Herstellung: Konrad Triltsch, Graphischer Betrieb, Würzburg

Experimentelle Medizin, Pathologie und Klinik

Die früheren Bände erschienen unter dem Reihentitel:

Pathologie und Klinik in Einzeldarstellungen